건선 때문에 죽을 순 없잖아

조언하 지음

건선 때문에 죽을 순 없잖아

발행 초판 1쇄 2024년 12월 1일
지은이 조언하
발행인 김홍수
편집 조성진
감수 문성현
디자인 최예림
일러스트 moeyo

발행처 고위드북스
신고번호 제2022-000007호
주소 전북 군산시 대학로 108
대표번호 063.461.4401
팩스 063.461.4402
인스타그램 @go_with_books
이메일 gowithcompany@gmail.com

ISBN 979-11-979242-3-1(13510)

잘못된 책은 구입한 서점에서 바꾸어 드립니다.
이 책은 저작권법에 따라 보호를 받는 저작물로, 이 책 내용의 일부 또는 전부를 이용하려면 반드시 저작권자와 고위드북스의 서면 동의를 받아야 합니다.

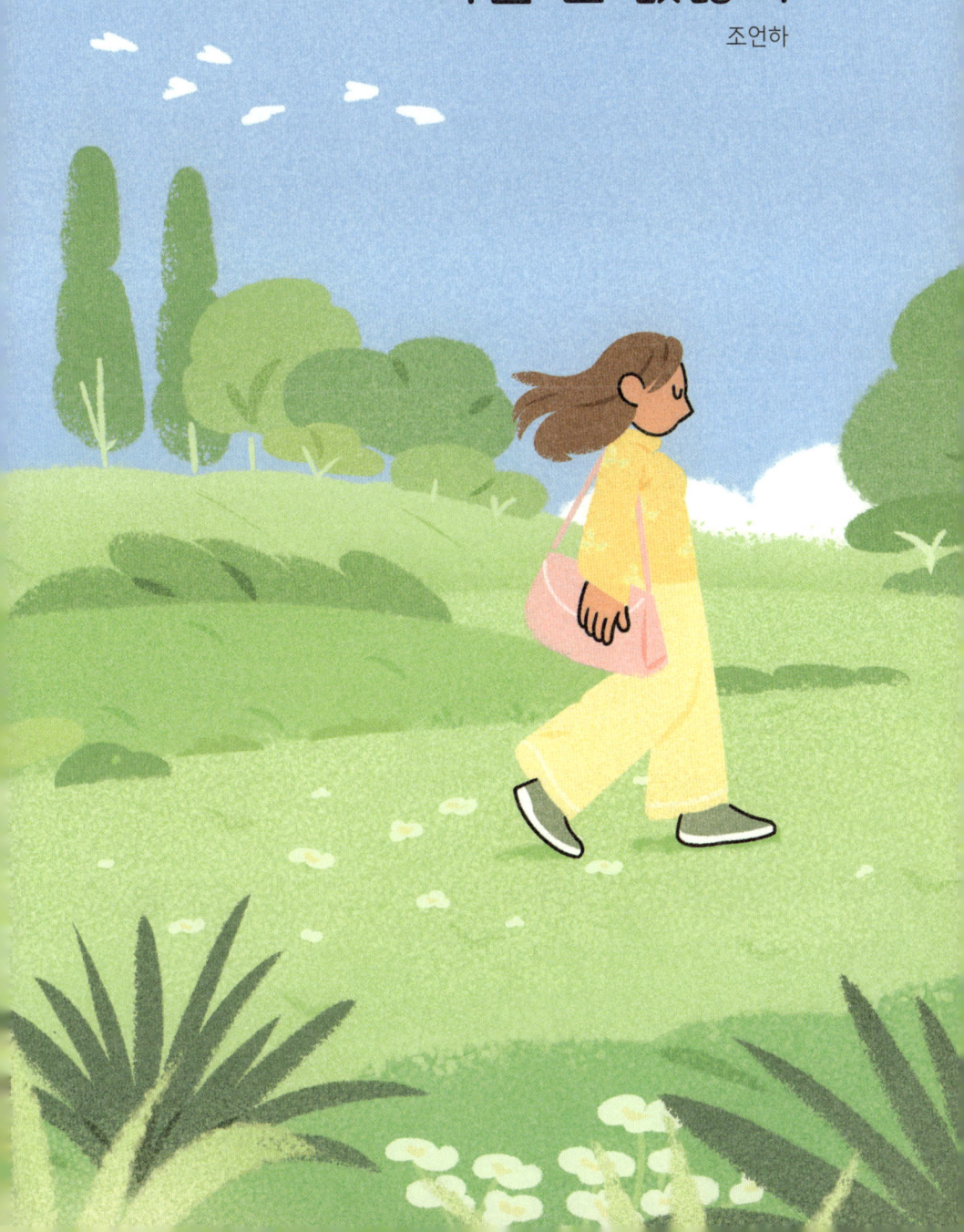

어니 코치의 건선치유기

건선 때문에
죽을 순 없잖아

조언하

목차

프롤로그　　　　　　　　　　　　6
감사의 말　　　　　　　　　　　　9

첫 번째
My Way out from 건선,　　　　　10
눈물겨운 나의 건선 분투기

두 번째
My Way to 건강,　　　　　　　　56
나의 건선 치유기

세 번째
치유를 넘어 성장으로　　　　　　83

네 번째
우리들의 건선 치유　　　　　　　100

다섯 번째
건선에 관한 모든 궁금증　　　　　110

여섯 번째
어니 코치의 자연식물식 레시피　　193

프롤로그

"그냥 죽는 게 낫지 않을까?"

긁어도 긁어도 해소되지 않는 간지러움, 흩날리는 각질... 겪어본 사람만 아는 고통으로부터 모든 게 시작되었습니다.

제 두피 건선은 2016년에 발병했습니다. 스킨 스쿠버 자격증을 따려다 그만 무거운 산소통을 발등에 떨어뜨린 적이 있습니다. 2주간 깁스를 하고 누워있었는데, 이때 처음으로 건선이 나타났어요. 500원짜리 동전 크기였던 건선 부위는 시간이 지날수록 커지더니 어느새 뒤통수 전체를 덮었습니다.

간지러움과 각질이 나날이 심해져서 도저히 눈 뜨고 볼 수 없는 지경에 이르렀습니다. 덜컥 겁이 난 저는 좋다는 건 다 사서 발랐고, 스테로이드부터 한약까지 할 수 있는 건 다 시도해봤습니다. 그러나 건선은 나을 기미조차 보이지 않았습니다. 마치 벌레들이 머릿속을 기어 다니는 것처럼 미칠 듯이 간지러워서 피딱지가 앉도록 긁어댔습니다. 긁을 때마다 굵고 흰 각질이 사방팔방에 떨어져서 누가 볼까 전전

긍긍하며 살았습니다.

　　이렇게 몇 년이 지나자 몸과 마음이 모두 너덜너덜해졌고 차라리 죽는 게 더 낫겠다는 생각까지 들었습니다. 간지러움이 찾아오는 매 순간이 지옥 같이 느껴져서 도저히 사는 게 사는 것 같지 않았습니다. 건선의 고통 속에서 몸부림치다 결국 회사에서 해고되는 상황까지 이르렀습니다.

　　'건선 때문에 죽을 순 없잖아!'

　　이렇게 인생을 망치기엔 너무 억울했습니다. 그래서 '위기가 곧 기회'라는 말을 떠올리며 남아도는 시간을 건선을 치유하는데 온전히 써보기로 다짐했습니다. 이번에는 약이 아니라 자연에서 답을 찾기로 했습니다. 몸의 해독을 위해서 독이 되는 음식을 줄이고 자연에 가까운 형태로 먹기 시작했습니다. 그러자 조금씩 서서히 몸이 나아졌고, 결국 건선이 깨끗하게 치유되는 놀라운 경험까지 하게 되었습니다.

　　이제는 정말 새 인생을 살고 있다고 해도 지나치지 않을 정도로 건강하고 행복하게 살고 있습니다. 건선뿐만 아니라 다른 질병들도 같이 사라져 하루하루가 정말 쾌적합니다. 물론 그중에서도 간지러움이 사라진 게 가장 감사합니다. 각질 없이 쾌적하게 샤워하고, 검은 옷도 맘대로 입을 수 있으며, 머리를 한껏 올려서 묶을 수도 있습니다.

　　"지름길을 찾는 일은 그만두고, 멀지만 유효한 길을 끈질기게 걸어갈 때가 되었다." 마케팅의 대가 '세스 고딘'의 말이 건선 치유에도 적용된다고 생각해요. 제가 그토록 약물이나 연고, 보조제, 영양제, 과도한 운동에 의존했던 이유를 곰곰이 생각해봤거든요. 저는 지름길을 찾으려고 했던 거예요. 그저 쉽게, 빨리 낫고 싶었거든요.

그런데 조급하게 덤벼들수록 진정한 회복과는 멀어졌어요. 여전히 간지럽고 쓰라리기만 했습니다. 금방 좋아지는 것 같다가도 며칠만 지나면 다시 고통이 찾아왔어요. 이때 '멀지만 유효한 길을 끈질기게 걸어갈 때'라는 사실을 깨달았어요.

「돈의 속성」을 쓰신 김승호 회장님의 명언도 생각났어요. '가장 느리게 부자가 되는 길이 가장 빠르게 부자가 되는 길이다.' 가장 느리지만 확실한 건선 치유 방법은 무엇일까요? 바로 '식습관의 변화'입니다. 그게 가장 느린 방법처럼 보이더라도, 결국은 가장 빠른 방법이었어요. 저는 혹독한 대가를 치른 다음에야 그 길을 걷기 시작하게 된 것이죠.

물론 이 길도 쉽기만 한 것은 아니었어요. 많은 시행착오가 있었고, 지금도 겪고 있습니다. 하지만 그 과정을 통해 저는 더 나은 삶을 살게 되었고, 더 건강한 자신을 만나게 되었습니다. 저같이 평범한 사람도 해냈으니 여러분도 충분히 할 수 있다는 것을 말씀드리고 싶습니다.

그러나 동시에 부족한 점이 많은 제가 감히 책을 써도 될지 많이 고민했습니다. 아직도 배울 게 너무나 많지만, 저와 비슷한 고통을 겪는 분들께 조금이나마 도움이 되었으면 하는 마음에 이 책을 쓰게 되었습니다. 사람마다 치유 방법은 조금씩 다를 수 있으니 '어니 코치는 이렇게 치유했구나'라고 참고하시며 자신에게 맞는 방향을 찾아 나가시길 바랍니다.

심한 건선으로 죽고 싶을 정도로 힘들었음에도 이겨낼 수 있었던 원동력은 건선이 나았다는 완치자들의 후기였습니다. 그 빛을 등대 삼아 길고 긴 터널을 지나올 수 있었습니다. 저의 작은 이야기가 여러분의 여정에 희망과 용기가 될 수 있길 간절히 바랍니다.

감사의 말

채식을 지향하는 저를 위해 외식할 때마다 배려해주는 친구들과 지인들에게 감사드립니다. 자연 요리의 정석을 알려주신 전남조 선생님, 제가 사랑하는 일을 찾도록 도와주신 백지영님께도 감사드립니다. 이 책이 나오기까지 애써주신 김홍수 대표님, 조성진 편집자님, 최예림 디자이너님 감사드립니다.

늘 저를 믿어주시고 힘을 주시는 어니언(어니 코치의 팬들)에게 감사드려요. 여러분 덕분에 더 배우려고 하고, 더 건강하게 살려고 노력하게 됩니다.

마지막으로 엄마, 아빠, 동생에게 감사합니다. 가족들의 지지와 응원, 사랑 덕분에 가장 힘든 시기를 잘 이겨낼 수 있었어요. 앞으로도 건강하고 행복하게 서로 아끼면서 지내요. 사랑합니다.

첫 번째

My Way out from 건선, 눈물겨운 나의 건선 분투기

SNS나 쿠킹 클래스에서 사람들이 제게 자주 하는 질문이 있습니다.
"코치님은 어떻게 건선을 극복하셨어요?"
그래서 저의 건선 극복기를 에피소드 형식으로 정리해보았어요. 식탐 대마왕이었던 제가 어떻게 건선을 이겨내고 건선 코치가 되었는지 눈물 없이 읽을 수 없는 절절한 분투기를 들려드리겠습니다. 자, 준비 되셨나요?

직장에서 해고당하다

"아쉬운 소식을 전하게 되었네요. 언하님과는 함께하기 어렵게 되었습니다."

"네??"

직속 상사로부터 해고 통보에 저는 어안이 벙벙할 따름이었습니다. 이직한 지 겨우 3개월 되었거든요. 상사는 조곤조곤한 목소리로 저를 자르기로 한 이유를 들려주는데 제 귀에는 하나도 들리지 않았습니다. 눈앞이 캄캄해져 입 밖으로 이런 말이 나왔습니다.

"또 취업 준비할 생각을 하니 아찔하네요."

이대로 세상이 끝나버렸으면 하는 제 맘과 달리 퇴사 절차는 일사천리로 진행되었습니다. 3달 전 신규 입사자들에게 오리엔테이션을 해주셨던 인사 담당자가 이번엔 퇴사 절차를 알려주셨습니다. 흑, 냉혹한 직장생활의 쓴맛을 맛보았네요. 제 성격대로였다면 도망치듯 회사 건물을 빠져나갔겠지만, 용기를 내어 한 분 한 분께 마지막 인사를 드렸습니다. 가까이 계셨던 옆 부서 팀장님께 인사드리자 손을 꼭 잡아주시며 그윽한 눈빛을 보내주셨는데 마치 '최선을 다한 걸 알아. 그동안 고생 많았어.' 라는 말로 들려서 눈물이 핑 돌았습니다. 이렇게 회사와 영영 작별했습니다.

이제 와서 돌아보면 그때 해고당하길 천만다행이었습니다. 제 인생에서 일어난 최고의 사건 중 하나라고 할 수 있죠. 아주 예전부터 마음속 깊은 곳에서 이런 목소리가 들렸거든요.

'언하야, 넌 일반적인 회사에 어울리는 사람이 아니야. 이 길은 너의 길이 아니야. 너는 다른 길을 가야 해.'

현실이 두려워 애써 모른 척 외면하고만 있었던 거예요. 이렇게 해고당해 강제로 회사를 나오지 않았더라면 현실에 순응한 채 자신이 진정으로 하고 싶은 일이 무엇인지도 모르고 그저 하루하루 버티기 바빴을 것입니다. 내 몸을 돌보며 건선을 제대로 치유할 생각도 못하고 말이죠. 직장에서 해고되어 내 몸과 마음을 돌볼 삶의 여유를 찾고 원하는 삶을 살게 된 저는 정말 행운아라고 생각합니다.

퇴사하는 날, 직장 동료들과 마지막 식사를 하며 회사 욕을 한바탕 한 뒤 심리 상담 선생님을 찾아뵈었습니다. 이 심리 상담은 이직 후 스트레스가 너무 커서 회사 찬스로 신청하게 된 것인데, 공교롭게도 심리 상담 또한 마지막 회차였습니다.

온화하신 심리 상담 선생님은 제 하소연을 가만히 잘 들어주셨습니다. 제가 어느 정도 진정되자 선생님은 그동안 우리가 곧잘 했던 시각화를 해보자고 제안하셨어요. 저는 눈을 감고 제 모습을 떠올려보았습니다. 주눅 든 꾀죄죄한 어린아이가 보였어요. 제대로 된 보살핌을 받지 못해 누가 봐도 안쓰러운 모습을 하고 있었어요. 그 모습을 보자 눈물이 나왔고, 도대체 제 인생이 어디서부터 잘못된 것인지 알고 싶어졌습니다. 눈을 감고 과거를 하나하나 차근차근 되짚어보기 시작했습니다.

유년시절

저는 신생아 때부터 예민하기로 둘째가라면 서러웠습니다. 한 번 눕혀놓으면 5시간은 미동도 하지 않고 자던 동생과 달리 저는 한두 시간마다 깨서 엄마를 보챘다고 해요. 울음소리도 누가 꼬집는 것처럼 날카롭고 높았다고 합니다. 게다가 저는 똑바로 세워서 안아줘야지만 만족했어요. 눕히기만 하면 등에 센서가 달린 것처럼 울어대서 '세로 본능'으로 불릴 정도였대요.

저는 욕심 대마왕이었습니다. 사촌이 집에 와서 저의 장난감을 만지고 놀자 질투에 눈이 멀어 사촌의 모든 장난감을 빼앗았습니다. 함께 목마에 태웠더니 뒤에서 사촌의 머리카락을 쥐어뜯어 끌어내리려고 했습니다. 해당 장면을 찍은 비디오가 있어 봤는데 지금 봐도 지독하다는 생각이 들어요. 한 마리의 소악마 그 자체였기에 제 모습을 보면 성선설에 의문을 품게 될 정도입니다.

반면에 동생은 순한 양 100마리를 합친 것보다 더 순한 아기였어요. 보는 사람마다 '이렇게 순한 아기는 처음 본다.'라거나, '이렇게 순하면 열 명이라도 낳겠다.'라고 했대요. 하얗고 오동통한 얼굴에 누가 봐도 순둥이처럼 귀여웠던 동생은 저와 다른 매력으로 일가 친인척들을 사로잡았고 저는 하루아침에 그만 찬밥 신세가 되고 말았죠. 그때부터 멀어진 가족들의 관심을 도로 찾고 싶은 마음에 온갖 퇴행 행동을 일삼기 시작했습니다.

유치원생 때 이런 일도 있었어요. 유치원 선생님이 엄마에게 전화를 걸었습니다.

"어머님, 혹시 집에 무슨 일이 있지 않으세요?"

"아무 일 없는데요, 왜 그러시나요?"

"언하가... 동생이 죽었다고 해서요."

깜짝 놀란 엄마는 저에 대한 분노를 삭이며 어금니를 깨문 채 대답했습니다.

"음... 선생님, 동생은 안 죽었으니 염려하지 마세요."

저는 차마 책에 다 담을 수 없을 만큼 수많은 악행을 저질렀으나, 그땐 제 안의 분노를 어떻게 다스려야 할지 몰랐습니다. 부모님이 동생을 조금이라도 귀여워한다 싶으면 시도 때도 없이 화가 솟구쳤고, 결말은 항상 동생을 괴롭히는 것으로 끝났죠. 이렇게 한바탕 난리를 치고 난 후에는 어김없이 진한 자기혐오가 밀려왔습니다.

부모님은 저를 어떻게 양육해야 할지 고민이 많으셨다고 합니다. 부모님은 맞벌이 부부셨음에도 건설 회사에 다니시던 아빠의 잦은 야근으로 가사 노동은 모두 중학교 선생님이었던 엄마의 몫이었습니다. 엄마는 아무리 피곤하셔도 집안일은 끝내야 한다는 주부로서의 사명감이 투철했기에 불평 하나 없이 혼자서 모든 일을 도맡아 하셨습니다. 그러다 보니 만성 피로에 시달리셨고, 집에서는 대화할 힘도 없으실 정도였죠. 저를 제대로 돌봐줄 여력이 없으셨던 것입니다.

　유년 시절 저를 제대로 돌봐주시지 않았던 부모님께 오랜 시간 원망의 마음을 품어왔으나 이제는 압니다. 엄마도 최선을 다하셨다는 것을요. 직장과 집안일에 육아까지 병행해야 하셨던 엄마는 끊임없이 애정을 갈구하는 제가 벅찼을 것입니다. 그러나 그런 엄마를 이해하기엔 제가 너무 어렸습니다. 다행히 몇 해 전 건선을 치유하며 제가 먼저 깊은 대화를 시도했고, 부모님도 마음의 빗장을 풀어 결국엔 서로 이해하고 용서하게 되었습니다.

　그리고 제 가장 친한 친구이자 하나뿐인 동생에게 평생 사죄하는 마음으로 살고 있습니다. 저와 식성부터 성격까지 완벽하게 반대인 동생은 언제나 차분하고 조용하며, 어떤 상황에서도 평상심을 잃지 않고 다른 사람을 편하게 해주는 좋은 사람입니다. 타고난 보살인 동생의 경지에 이르려면 다시 태어나는 게 가장 빠른 길이라 생각되지만 그래도 저만의 장점이 있지 않겠느냐며 자신을 토닥여봅니다.

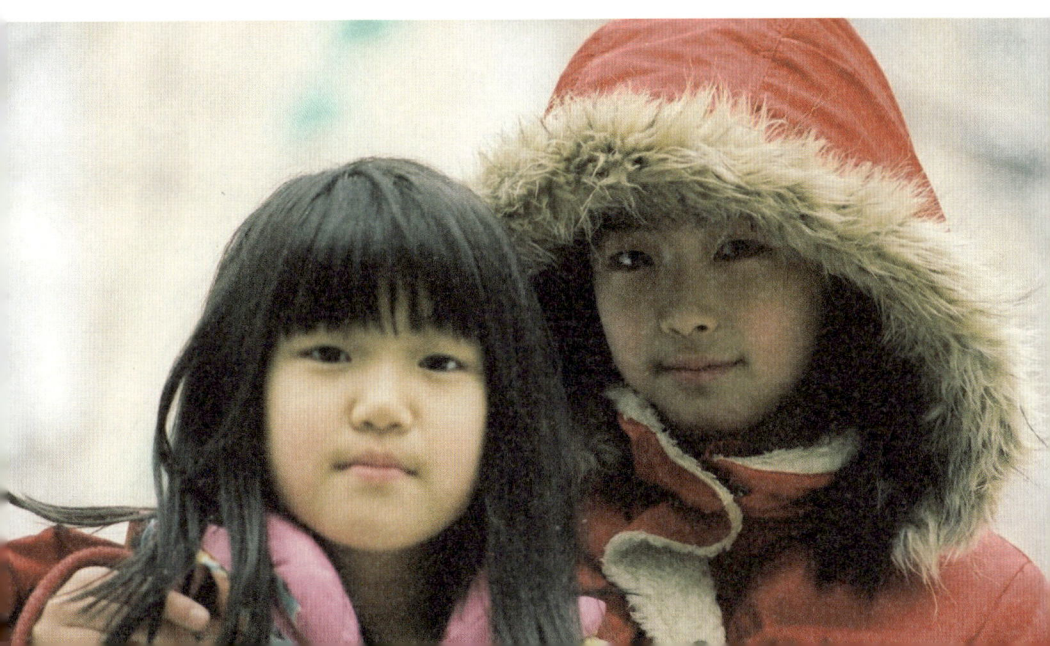

학창 시절

　　중학생이 된 저는 공부를 잘하지도, 못하지도 않는 딱 평균 정도의 학생이었습니다. 설렁설렁 공부하니 시험 때마다 평균 점수를 받았고, 엄마는 "이 성적 받아올 거면 대체 도시락은 왜 싸줬는지 모르겠다."라며 분개하셨습니다. 그전까지 성적으로 꾸중하신 적이 한 번도 없었는데 말이에요. 실망한 엄마의 잔소리가 심해지자, 몸에 탈이 나기 시작했습니다. 과민성 대장 증후군과의 악연이 시작된 것이죠. 가장 자신 없던 수학 시험이 있는 날이면 어김없이 내장을 쥐어짜는 듯한 통증이 밀려와 시험 직전에 화장실로 달려가야만 했습니다. 과민성 대장 증후군은 수능 보는 날까지 달라붙어 끝까지 괴롭혔습니다.

　　수학은 세상에서 제일 싫었지만, 체육은 타고난 것 같았습니다. 피구 시합을 하면 늘 마지막까지 살아남는 1인이었고, 각종 체육 대회에 선수로 뽑혀 참여했습니다. 다른 친구들이 영어, 수학에서 성적 우수상을 받을 때 체육에서 우수상을 받았습니다. 체육 시간마다 열심히 뛰어다녀서일까요? 먹성은 엄청났습니다. 가장 기다리던 시간이 바로 급식 시간이었어요. 급식이 맛없다고 남기는 친구들도 있었지만 제 사전에 급식을 남기는 일은 없었습니다.

집에선 부모님이 주말 모임 가실 때마다 양념치킨을 시켜주셨는데, 어릴 적 제 삶의 큰 낙이었습니다. 심한 장염에 걸리기 전까지 중학교 내내 치킨을 습관처럼 시켜 먹었습니다. 그런데 나중에 충격적인 사실을 알게 되었습니다. 그것은 바로 늘 시켜 먹던 동네 치킨집이 닭 튀기는 기름을 시커멓게 변색 될 때까지 재사용한다는 점이었습니다. 돌이켜보면 그 당시 장 건강이 빠르게 망가진 원인 중 하나가 바로 이 문제의 양념치킨이 아니었을까 싶습니다.

어느덧 고등학교에 들어가게 되었습니다. 성적 경쟁이 더 치열할 줄 알았는데 신설 고등학교라 그런지 학급 분위기가 자유로운 편이었어요. 여전히 저는 체육을 좋아하는 평범한 학생이었습니다. 체육 시간이나 주말마다 선배, 친구들과 배드민턴을 치며 운동을 즐겼어요. 치열하게 배드민턴 대회를 준비하며 먹성은 더 좋아졌습니다. 저와 친구들은 4교시 종이 울리기 무섭게 급식실로 전력 질주하곤 했습니다. 번쩍번쩍 윤이 나는 식판의 따뜻한 감촉과 식판 특유의 금속성 냄새가 아직도 생생히 느껴질 정도입니다.

어느새 고2가 되어 문과와 이과 중 하나를 선택해야 하는 순간이 다가왔습니다. 당시 저는 학원의 동갑 남학생과 함께 수업을 듣고 싶다는 이유로 덜컥 이과를 선택했습니다. 결국 그 남학생과 사귀는 데는 성공했으나 이과 수학이 너무 어려워서 안 그래도 싫었던 수학이 더 싫어지고 말았습니다. 입시 공부는 멀리한 채 연애를 즐기며 제가 좋아하는 소설에 탐독했습니다. 그러는 사이 부모님과는 점점 더 멀어지고 있었죠. 마음의 문을 닫자 입에도 빗장이 걸렸습니다. 집에서 한마디도 하지 않는 날이 많아졌고 방문은 늘 굳게 닫혀 있었습니다. 당시 저에겐 소설책 읽는 것과 급식 먹는 것, 그리고 남자 친구와 노는 것이 낙이었습니다.

　　드디어 그날이 왔습니다. 부모님이 제 진로를 놓고 진지하게 대화를 꺼낸 것입니다. 저도 더 이상 이 문제에서 도망칠 수 없다는 것을 직감했습니다. 그날, 따돌림으로 힘들었던 유년 시절부터 가족에게조차 별난 애로 취급받아 억울했던 나날들, 저를 밀쳐냈던 엄마에게 받은 상처까지 그동안 내가 어떤 심정으로 살아왔는지 낱낱이 토해냈습니다. 그렇게 애써 묻어왔던 과거를 하나씩 꺼내다 보니 한 가지 중대한 사실이 드러났습니다. 저를 가장 싫어하고 괴롭혀온 사람은 그 누구도 아닌 바로 저 자신이었다는 것이죠.

　　막힌 둑이 터지듯 울음이 터져 나왔습니다. 미래에 대한 두려움과 원망, 스스로에 대한 실망감, 좌절감이 마구 뒤섞인 통한의 울음이었습니다. 부모님은 곁에 앉아 묵묵히 다 들어주셨고 함께 울어주셨습니다. 나중에 엄마의 표현을 빌리자면 '내장을 다 토해내는 듯한 절규'로 들렸다고 합니다. 그날 부모님과 저는 서로를 용서했습니다. 끈끈한 가족애를 회복하는 귀한 시간이었습니다.

　　부모님의 응원과 지지 속에 제대로 입시를 준비하기로 했습니다. 그동안 공부에 손을 놔서 막막했던 제게 작은 이모가 아이디어를 주셨습니다. 바로 체육 대학이었죠. 체대 입학만이 좋은 대학에 갈 수 있는 가장 현실적인 방법이자 유일한 희망임을 직감했습니다. 남은 기간 체대 준비에만 올인하기로 마음먹었어요. 코뿔소 같은 추진력으로 당장 체대 입시 전문 체육관에 등록하고 1년간 '이화여대 체대'만을 바라보고 미친 듯이 달리기 시작했습니다.

입시와 대학

체육관에 간 첫날이 아직도 생생하게 기억납니다. 밝게 빛나는 조명과 구령에 맞춰 움직이는 발소리, 은은한 땀 냄새와 열기. 뭔가 열정을 불러일으키는 분위기여서 마음은 금세 적응할 수 있었습니다. 하지만 제 몸은 그렇지 못했습니다. 윗몸 일으키기 몇 세트 하자 배가 찢어질 듯 아팠어요. 그리고 이어지는 스쿼트 수백개… 첫날부터 약한 모습을 보일 순 없었기에 이를 악물고 끝까지 해냈습니다. 처음으로 느껴보는 끔찍한 근육통 때문에 아침에 눈을 뜰 때면 곡소리가 절로 나왔습니다. 운동신경에 대한 자부심은 남달랐지만 첫 수업을 받자마자 저는 매우 겸손해졌습니다.

체대를 목표로 해서 가장 좋았던 건 이제 더는 지긋지긋한 수학 공부를 하지 않아도 된다는 것이었습니다. 제가 좋아하고 재밌어하는 국어, 영어, 생물을 집중적으로 공부하다 보니 다 푼 문제집이 빠르게 쌓이면서 모의고사 성적도 가파르게 오르기 시작했습니다. 하지만 입시 체육은 달랐습니다. 매번 한계를 뛰어넘는 격렬한 강도로 지쳐 쓰러질 때까지 운동해도 실력은 제자리걸음을 반복하는 것 같아 자괴감 드는 날이 많았습니다. 그러나 요령 피우지 않고 1년을 치열하게 노력했습니다. 약간의 과장을 보태 수없이 쏟은

땀방울이 모여 연못을 이룰 즈음, 드디어 목표했던 이화여대에 한 번에 붙었습니다. 단백질을 많이 먹여야 한다는 학원 선생님 말씀에 밤마다 치킨가스를 2장씩 튀겼던 엄마의 뼈를 깎는 뒷바라지도 한몫했다고 생각해요. (그 음식이 얼마나 건강한지와는 상관없이 말이죠.)

    자, 이제 대학에 가서 체육학과 생물학을 열심히 공부하여 훌륭한 건선 코치가 되었냐고요? 그랬으면 좋았겠지만, 아직도 제 이야기는 많이 남았답니다. 꿈에 그리던 대학에 붙자 고삐 풀린 망아지처럼 본격적으로 놀러 다니기 시작했습니다. 갑자기 무한에 가까운 자유가 주어지니 하늘을 나는 듯한 기분이었거든요. 왕성한 체력으로 매일 밤 친구들과 엄청난 양의 술을 마셔댔습니다. 실제로 친구들이 맥주 10병 이상 마시고 다 토하러 갈 때 혼자 멀쩡해서 의아할 정도였어요. 이렇게 술을 좋아하고 잘 마시기까지 하니 술잔에 술 마르는 날이 없었습니다. 다만, 부모님이 외박을 허락하지 않아 반드시 막차를 타고 집으로 돌아와야만 했습니다. 당시 카톡 증거를 보실까요?

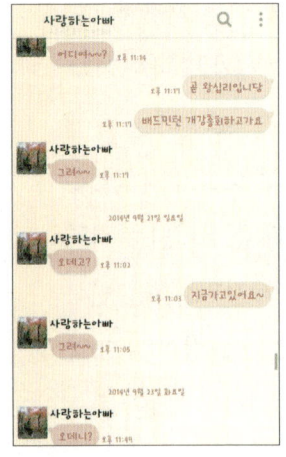 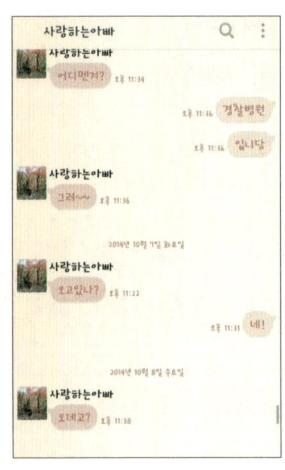 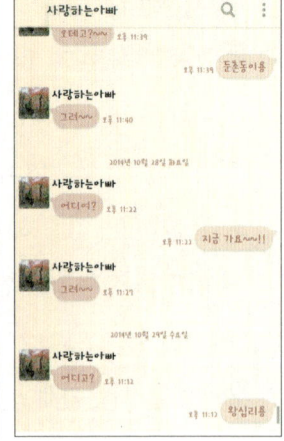

My Way out from 건선, 눈물겨운 나의 건선 분투기

사실, 술보다 더 사랑했던 건 음식이었습니다. 1년간 너무 힘들게 운동했더니 원래도 좋았던 식욕이 하늘 높은 줄 모르고 치솟았습니다. 오늘 먹을 메뉴를 결정하는 게 주요 일과 중 하나였고, 맛집이란 맛집은 다 꿰고 있어서 친구들 사이에 '믿고 먹는 조언하'라고 불릴 정도였습니다. 후기를 하나씩 탐독하며 학과 공부보다 더 열심히 맛집을 공부했고, 개인 블로그에 음식 포스팅도 올렸습니다. 팀별 과제로 학교 앞 맛집 지도를 만들어 해당 과목에서 A⁺를 받은 적도 있었습니다. 정말 먹기 위해 살았던 식탐 대마왕 그 자체였습니다.

제가 자주 먹던 메뉴는 보통 돈가스나, 치킨, 떡볶이같이 기름지고 맵고 무거운 음식들이었는데, 뭘 시키든 설거지할 기세로 싹싹 비웠습니다. 술이 들어간 날은 평소보다 더 많이 먹었습니다. 왕성한 소화력으로 아무리 많이 먹어도 뒤돌아서면 배가 꺼졌기에 가능한 일이었습니다. 그렇게 스무살 소화력만 믿고 막 먹어댔더니 위장이 파업하는 일이 일어났습니다. 매운 갈비찜을 배가 터지도록 먹고 그만 급성 장염에 걸리고 만 것입니다. 그날 밤 엄청난 복통으로 화장실에 갔는데 갑자기 온몸에 피가 다 빠져나가는 느낌이 들면서 실신을 했습니다. 옆으로 쓰러져 흰자위를 보이며 경련을 일으키는 저를 엄마가 발견하고 급히 응급차를 불러 근처 아산 병원으로 향했습니다. 음식을 함부로 먹다가 큰코다친 첫 번째 사건이었습니다.

인생 첫 다이어트

이렇게 한바탕 난리를 치고 나면 먹을 것에 대한 경각심이 생길 법도 한데, 여전히 정신 못 차리고 맛있는 것들만 찾아다녔습니다. 단순히 운이 나빠 장염에 걸린 것이라고만 생각했고, 내가 먹는 것들이 건강에 나쁠 것이라곤 상상조차 하지 못했습니다. 대학에서도 이론만 배울 뿐 자세히 알려주지 않았고, (가끔 장염에 걸리는 것 빼곤) 어떻게 먹어도 건강했기 때문입니다. 건강엔 음식이 중요하다는 아주 당연한 사실조차 인지하지 못할 정도로 음식에 대해 무지했습니다.

장염 이후로 조금 조심하긴 했으나 그것도 아주 잠시뿐이었습니다. 곧 다시 '식탐 대마왕'으로 돌아가 학과 모임, 친구들과의 술자리, 새 남자친구와의 데이트 등 새내기 대학생을 유혹하는 곳이라면 어디든 달려갔습니다. 이렇게 열심히 먹으면서 운동은 전보다 적게 했더니 체중이 점점 불어나기 시작했습니다.

막상 저는 별생각 없었는데 가장 가까운 사람들이 한 마디씩 얹기 시작했습니다. 처음엔 엄마가 멀리서 오는 저를 보고 '웬 건장한 여자가 지나가길래 봤더니 너더라'라고 하여 1차 충격을 주었습니다. 그다음엔 남자친구가 치마 입은 제 모습을 보고 '치마가 터지는 줄 알았다.'라는 망언을 하여 2차 충격을 받았습니다. 당시 남자친구와 친구처럼 편하게 티격태격하는 사이였으나 그래도 그를 꽤 좋아하고 있었던 저는 그 말에 결정적으로 다이어트를 결심하게 되었습니다.

무엇이든 극단적으로 하는 성격은 다이어트에서도 고스란히 드러났습니다. 건강하게 체중 감량하는 것은 문제 될 것이 없으나 이제 막 고등학교를 졸업하여 예뻐지고 싶은 욕망이 들끓던 저에게 '건강한 다이어트 방법' 같은 것이 눈에 들어올 리 없었습니다. 목표는 오로지 최대한 빨리 날씬해져서 절 망신 준 남자친구의 코를 납작하게 해주는 것이었습니다.

그 당시 떠도는 다이어트 방법이라곤 '죽지 않을 정도만 먹고 죽을 만큼 운동해라' 같은 아주 극단적인 것뿐이라서, 제 다이어트도 아주 극단적이고 혹독했습니다. 하루 세 번 정해진 시간에 샐러드, 고구마, 과일, 두유만 먹는 초절식 다이어트를 하였으며, 너무 허기져서 어지러울 땐 물로 배를 채웠습니다. 친구들과 식당에 갈 땐 양해를 구하고 따로 챙겨간 도시락을 먹었습니다. 저녁을 달랑 샐러드 하나로 때우는 날도 많았습니다.

이렇게 혹독하게 절식했음에도 수영 등 하던 운동은 그대로 하여 몸에 무리를 주었습니다. 살은 쭉쭉 빠졌으나 성격은 예민하고 날카로워졌고, 샤워할 때마다 머리카락이 우수수 빠졌습니다. 너무 허기지다 못해 속이 쓰릴 땐 먹방을 보며 허기를 달랬습니다. 잠자리에 들 땐 얼른 아침이 되어 뭐라도 먹을 수 있길 바라며 잠들었습니다. 이러자 엄청난 변비가 찾아와 화장실에서 피를 봐야 했고, 규칙적으로 하던 생리도 끊겼습니다.

　　당연히 남자친구와의 관계도 흔들렸습니다. 분노를 활활 태웠던 저는 카카오톡에 식단만 올리는 '식단 방'을 따로 만들어 제가 먹는 모든 것을 남자친구도 알 수 있게 했습니다. 음식점에 가지 못하니 데이트는 줄어드는데 살 뺀다는 보상심리로 남자친구에게 요구하는 것들이 점점 더 많아졌습니다. 다툼이 잦아지자 서로 떨어져 있는 시간을 가지며 서서히 헤어짐에 대해 생각하기 시작했습니다.

다이어트 성공! 그러나...

그렇게 두 달을 보내자 체중이 15kg 빠져 드디어 꿈에 그리던 45kg이 되었습니다. 주위에서 다 알아보고 부러워하니 자신감이 하늘을 찌르는듯했고, 무엇보다 평생 고민이었던 튼실한 하체가 반으로 줄어 너무나 기뻤습니다. 작은 치수의 스키니진과 몸에 꼭 맞는 원피스도 새로 사면서 다이어트 성공의 기쁨을 마음껏 누렸습니다. 어떤 옷을 걸쳐도 옷태가 나 뿌듯했습니다.

그러나 실상은 몸에 붙은 지방이란 지방은 다 빠져 살가죽만 앙상하게 남은 상태였습니다. 등 근육도 다 빠져서 등뼈 하나하나가 선명하게 보일 정도였습니다. 음식을 너무 줄인 나머지 근육을 빼서 부족한 에너지를 충당한 것입니다. 어떻게 만든 근육인데 다 없애버리고 만 것인지 아직도 땅을 치고 후회합니다. 미에 대한 왜곡된 시선과 무지가 부른 참극이었습니다.

근육이 다 빠지자 기운이 하나도 없었고, 머릿속은 음식과 다이어트 생각으로 가득 찼습니다. 살찔까 늘 불안했지만 내 몸은 나도 모르게 고열량 음식을 찾고 있었습니다. 특히 빵과 과자에 집착하게 되어 생전 하지도 않던 빵집 투어를 다니기 시작했고, 홈베

이킹 재료만 30만 원 넘게 사서 온종일 빵을 구워댔습니다. 4인용 식탁이 가득 찰 정도로 매일 미친 듯이 빵과 과자를 찍어냈는데, 정작 저는 먹지 않고 가족들에게 먹으라고 떠넘겼습니다. 처음엔 좋아하던 가족들도 나중엔 버터 냄새에 질려 먹길 거부했습니다.

아무리 빵을 구워도 식욕은 눈덩이처럼 불어나기만 했습니다. 식욕을 참지 못하고 음식을 잔뜩 욱여넣은 날엔 여지없이 굶거나 절식했습니다. 최대한 빨리 살을 빼는 것만 생각했지, 어떻게 유지할 것인지는 전혀 생각하지 않았기 때문에 버티는 게 전부였습니다. 이렇게 식이 장애와 강박 사이를 아슬아슬하게 넘나드는 위태로운 나날들이 이어졌습니다.

무리한 다이어트로 생리가 끊기자 걱정하신 엄마가 저를 병원에 데려갔습니다. '다낭성 난소 증후군'이라는 병명과 함께 병원에서 처방해준 피임약을 먹었는데, 그때부터 식욕이 본격적으로 미쳐 날뛰기 시작했습니다. 먹을 수 있는 거라면 무엇이든 다 입으로 가져갔고, 배가 찢어질 것처럼 아플 때까지 쉬지 않고 먹었습니다. 안 그래도 좋던 식욕이 폭식증과 맞물려 엄청나게 많은 양의 음식을 앉은 자리에서 다 먹어 치웠습니다. 마치 누군가 머릿속에서 '먹어! 먹어!'라고 끊임없이 외치는 것 같았습니다. 아무리 먹고 또 먹어도 허기지게 느껴졌습니다.

어쩌다 하던 폭식이 매일같이 이어지자 살이 빠르게 찌기 시작했고, 원래 몸무게로 돌아오는 데는 2주도 채 걸리지 않았습니다. 오히려 전보다 더 쪄서 예전 옷들이 맞지 않는 사태까지 벌어졌습니다. 살 빠졌을 때 샀던 비싼 옷들도 다 입지 못하게 되자 엄마가 몹시 분개하셨습니다. 그러나 거울을 보고 절망했던 제 감정에 비할 바는 아니었을 겁니다. 그토록 애썼는데 단 2주 만에 흉하게 쪄버린 자신이 너무나 혐오스럽게 느껴졌습니다.

　말랐던 때를 못 잊고 계속 다이어트를 시도했으나 이미 터진 입을 막을 길은 없었습니다. 2달간 에너지가 부족했던 몸은 살기 위해 음식을 집요하게 요구했고, 인간의 의지로는 도저히 저항할 수 없었습니다. 전보다 식탐이 더 커져 눈앞에 있는 음식은 모두 끝장내야 직성이 풀렸으며, 늘 배가 빵빵한 상태로 잠이 들었습니다.

　매 끼니 폭식하고 후회하는 생활이 반복되자 자신감이 바닥을 쳤습니다. 결국 남자친구에게 이별을 통보하고 나에게 집중하는 시간을 가지기로 했습니다. 다행히 폭식증은 점차 잦아들었지만, 다시 정상적인 식사를 하게 되기까지는 1년 넘게 걸렸습니다. 겨우 2달간의 다이어트였음에도 몸을 혹사한 대가는 어마어마했습니다. 다이어트 후 요요와 음식에 대한 집착만 남아 더 자극적인 음식을 더 많이 먹게 되었고, 위염과 위경련으로 길이나 학교에서 쓰러지는 일이 잦아졌습니다.

위경련, 그리고...

밖에서 처음 쓰러진 건 생리통이 심할 때였습니다. 친구와 지하철을 타고 가는데 갑자기 찌르는 듯한 복통이 느껴지면서 식은땀이 줄줄 흐르기 시작했습니다. 온몸에서 피가 빠져나가는 듯한 느낌에 그대로 주저앉았고, 당황한 친구는 곧장 저를 데리고 나가 의자에 눕혔습니다. 생리로 컨디션이 좋지 않을 때 장이 더 취약해져서 발생한 일이었습니다. 잠시 누워있으니 곧 현기증이 가시고 상태가 좋아졌지만, 이건 앞으로 일어날 일들에 비하면 빙산의 일각이었습니다.

두 번째로 쓰러진 곳은 학교 화장실이었습니다. 이때도 생리 중이었는데, 전날 매운 고기 요리로 포식했더니 배가 아파 변기에 앉아 힘을 주고 있었습니다. 엄청난 복통에 또 기절할 것 같은 불길한 느낌이 들어 화장실 문을 밀어젖히며 쓰러졌습니다. 다행히 밖에 있던 사람들이 곧바로 근처 건강 센터에 도움을 요청하여 필요한 조치를 받을 수 있었습니다. 센터로 옮겨져 주사까지 맞고 나서야 간신히 정신을 차릴 수 있었는데, 인턴 심부름 중에 쓰러졌던 거라 정말 여러 사람 놀라게 했습니다.

응급차에 실려 간 뒤로 집에서 기절한 적은 없으나 복통에 시달리는 건 여전했습니다. 매운 파스타 먹고 창자가 찢기는 듯 아파 빨리 진통제 내놓으라고 가족들에게 고래고래 소리를 질렀던 적도 있었습니다. 이렇게 자극적인 음식 뒤에 엄청난 고통이 따라올걸 알면서도 먹는 것을 멈출 수 없었습니다. 초절식 다이어트의 부작용이었는지 조금만 허기져도 견디기 힘들어 끊임없이 음식을 탐했습니다.

요요 때문에 살이 20kg 가까이 불어나자 거울을 볼 때마다 꼭 낯선 사람을 마주하는 것 같았습니다. 통통 부은 얼굴에 커다란 덩치를 볼 때마다 너무나 괴로웠습니다. 함께 다니던 대학 친구들이 모두 아담하고 날씬했기에 더 비대하게 느껴졌던 것 같습니다.

외모에 불만족할수록 보이는 것에 집착했습니다. 조금이라도 더 마르고 예쁘게 보이기 위해 화장을 시작했습니다. 스스로 '코덕(코스메틱 덕후)'이라고 부르며 온갖 화장품을 사들였고, 메이크업 콘텐츠까지 올리며 열심히 화장술을 익혔습니다. 이것이 선을 넘어 학교 인턴 근무 중에도 끊임없이 화장을 고치고 셀카를 찍어 대서 선배에게 혼날 정도였습니다. 외모에 집착할수록 스트레스가 더 심해졌고, 이걸 다시 먹는 것으로 푸는 악순환이 반복되었습니다. 그렇게 스무살 때부터 절식, 과식, 폭식을 일삼으며 몸을 버려두다시피 살았습니다.

그러던 2016년 여름, 스킨 스쿠버 자격증을 따러 바다에 갔다가 그만 산소통을 발에 떨어뜨려 깁스를 하게 되었습니다. 회복될 때까지 침대에 누워만 있었는데, 2주 정도가 지나자 뒤통수가 간질간질하기 시작했습니다. 처음으로 건선 병변이 나타난 것입니다. 500원 크기의 부위에 하얗게 각질이 일어났는데, 당시엔 이 작은 병변이 제 인생을 어떻게 바꿔놓을지 상상도 못했습니다.

병변 크기가 작은데다 크게 간지럽지 않아 대수롭지 않게 여겼습니다. 그게 먹는 것과 연관되어 있다거나, 더 커질 수도 있다는 건 꿈에도 모른 채 그저 약 바르면 낫겠거니 하고 아빠가 쓰던 피부약을 아무렇지 않게 발랐습니다. 나중이 되어서야 그게 강한 스테로이드제였다는 걸 알게 되었습니다. 조심스럽게 사용해야 한다는 걸 모르고 간지러울 때마다 마구 발라댔으며, 술과 고기를 즐겨 먹는 식습관도 여전했습니다.

보통은 대학 입학 초반에 가장 술을 많이 마시고 그 뒤로는 점차 줄여나가기 마련인데, 저는 반대였습니다. 시간이 갈수록 점점 더 술에 빠져 인사불성으로 취하는 횟수가 많아졌습니다. 위험한 건 둘째치고 폭음이 얼마나 몸에 안 좋은지 돌이켜볼 생각도 하지 않았습니다. 그 당시에는 순간을 즐길 수 있다면 아무래도 좋았고, 친구들과 술에 취해 웃고 떠드는 것이 바로 청춘 그 자체라고 생각했습니다.

뭐든지 끝장을 보는 제 성격은 술자리에서도 그대로 드러났습니다. 취하지 않을 거면 술을 왜 마시냐며 무조건 알딸딸해질 때까지 마셨습니다. 실연했다는 핑계로 도수 40도가 넘는 테킬라를 연거푸 마셔 술집 바닥에 대자로 뻗은 적도 있었습니다. 결국 친구네 집에 업혀 왔는데, 누워서 토를 하는 바람에 토사물이 기도를 막아 아주 위험했던 적도 있습니다. 친구가 발견하고 고개를 돌려주지 않았다면 지금 이렇게 살아서 글을 쓰지 못했을 수 있었겠다는 아찔한 생각이 듭니다.

아메리칸 드림?

그동안 건선은 심해졌다가 이유 없이 사라지기도 하며 크게 존재감을 드러내지 않았습니다. 건선이 본격적으로 나타난 것은 미국에 인턴십을 하러 갔을 때였습니다. 제 버릇 남 못 준다고, 개방적이고 남 눈치 안 보는 미국에 가니 물 만난 물고기처럼 더욱 신이 나서 술을 마셔대기 시작했습니다. 영어에 대한 갈증이 심했던 터라 어학연수 기간에 주로 외국인 친구들과 어울려 다녔는데, 이들과 친해지는 데는 술만 한 것이 없었습니다.

대부분이 유럽이나 남미에서 온 어린 친구들이었고, 제가 다른 아시아인들과 달리 수줍음 없이 잘 논다며 좋아했습니다. 당시엔 그게 인종차별적 칭찬인 줄도 모르고 '외국인들과도 잘 노는 나'에 심취해 날마다 친구들과 술 파티를 벌였습니다. 덕분에 팔목에 각종 클럽과 바에서 찍어준 도장이 마를 새가 없었습니다. 술에 취할수록 영어가 대담하게 나와서 정말 인생에서 술을 가장 자주, 많이 마신 시기였던 것 같습니다. 체력 좋은 친구들과 놀다 보니 늘 피곤해서 한국에서 챙겨간 자양강장제를 씹어먹어야 했을 정도였으니까요.

노느라 바쁘고 공용 주방도 붐볐기에 간단하게 아보카도 간장 계란밥이나 샌드위치로 끼니를 때울 때가 많았습니다. 외식할 때 주로 타코나 부리또, 햄버거, 피자 같이 비교적 저렴하고 양 많은 음식을 먹었습니다. 가끔 주방에서 먹을 때면 다양한 국적의 친구들이 만든 다양한 현지 요리를 맛볼 수 있었습니다. 친구들이 만들어준 독일, 멕시코, 일본, 이탈리아, 사우디, 브라질 음식을 먹고 있으면 꼭 세계 여행 중인 것 같았습니다. 저도 친구들에게 라볶이와 호떡을 만들어주었는데, 친구들이 냄비까지 들고 마셔서 몹시 뿌듯했습니다.

이렇게 즐거운 날도 많았지만, 두 달간 내일 없이 달렸더니 막판엔 너무 힘들어서 어학연수가 끝나간다는 게 반가울 지경이었습니다, 좋은 친구도 많이 만나고, 건축 봉사, 서핑 등 다채로운 경험을 많이 할 수 있어서 좋았지만, 필요 이상으로 몸을 혹사했던 게 아닐까 합니다. 다시 돌아간대도 그렇게는 못 할 것 같은, 정말 광란의 어학연수 시절이었습니다.

어학연수가 끝나고 본격적인 인턴십이 시작되어 한국인 동기들이 각자 일자리를 따라 미국 전역으로 흩어졌습니다. 미국에 오기도 전에 일자리가 정해졌던 저는 일찌감치 비행기를 예약해놓고 기다리고 있었습니다. 꿈 같던 샌디에고에서의 시간을 뒤로한 채 눈물을 훔치며 도착한 곳은 오리건주의 포틀랜드였어요. 당시 저의 직장은 포틀랜드에서 버스로 2시간 정도 떨어진 시골에 있었습니다. 호스텔에 짐을 풀자 외로움과 무기력함이 파도처럼 밀려와 첫날은 아무것도 안 하고 잠만 잤습니다. 둘째 날부터 도보 투어에 참여하여 주위를 조금씩 둘러봤어요. 이곳에 사는 한인 친구를 만나 밥을 먹자 서서히 긴장이 풀리며 포틀랜드가 눈에 들어오기 시작했습니다.

저에게 포틀랜드는 각자의 개성을 존중해 주는 따뜻한 자유분방함이 느껴지는 곳이었어요. 포틀랜드로 여행 온 사람들도 그런 점에서 매력을 느낀 것인지 개성 있는 사람들이 많아 보였습니다. 같은 방을 썼던 미국 여행객들과 동행했을 때도 다들 하나같이 개성 넘친다는 것을 알 수 있었습니다.

특히 노스 캐롤라이나에서 온 도리와 개비가 기억에 남는데, 그중에서도 도리는 제가 처음으로 만난 채식주의자였습니다. 그들과 포틀랜드를 구경하다 도리가 안내한 비건 식당에 갔는데 메뉴가 다 너무 낯설어 뭘 시켜야 할지 도통 감이 오질 않았습니다. 그나마 친숙한 버거를 시켰는데 한 입 먹자마자 역할 정도로 진한 향신료 향이 풍겨와 먹기가 너무 힘들었습니다. 한 푼이 아쉬운 상황에서 비싼 돈 주고 맛없는 버거를 먹게 되자 속상했지만, 도리의 마음을 상하게 하고 싶지 않아 최대한 표정 관리하려고 했던 기억이 납니다. 웬만하면 음식을 남기지 않는 제가 반 이상 남겼으니 얼마나 입맛에 맞지 않았는지 짐작하실 수 있을 겁니다.

비건 음식은 처음이라 그런 것일 수도 있고 그 가게의 문제일 수도 있지만, 중요한 건 인생 첫 비건 음식이 너무 끔찍한 기억으로 남아 '채식은 맛없는 것'이라는 편견이 생겼다는 것입니다. 그런 제가 비건 식당을 찾아다니며 자연식물식을 전파하는 코치가 되었다는 게 너무나 신기하고 재밌는 일이죠? 아무튼 그 당시에는 앞으론 절대 채식 식당을 가지 않겠다고 다짐하고 또 다짐했습니다.

외로움과 식탐

제가 인턴으로 근무한 곳은 지역 유소년 축구 클럽이었는데, 간단한 행정 작업을 돕고 축구 대회나 행사에서 보조하는 일을 했습니다. 생각보다 일이 많지 않아서 주 3회 정도만 출근하면 되었고, 휴가도 쓰고 싶을 때 자유롭게 쓸 수 있었습니다. 교통은 정말 불편하기 짝이 없었지만 도심에서 일하는 친구들과 비해 한결 여유롭게 생활할 수 있었습니다.

초기에는 재밌는 에피소드가 많았어요. 가장 기억에 남는 건 이탈리아에서 온 친구와 서로 자기 나라 음식이 최고라고 우기다가 결론이 나지 않아서 요리 대결까지 하게 된 일입니다. 저는 치즈를 듬뿍 얹은 치즈 라볶이를, 그 친구는 카프레제 파스타를 만들었는데, 친구들의 투표 결과 라볶이의 압승이었습니다. K-food의 위상을 널리 알린 것 같아 매우 자랑스러웠습니다.

그러나 현지에 적응하는 기간이 끝나자 제가 지내는 곳의 실체가 눈에 보이기 시작했습니다. 이곳은 너무 넓은 데다 버스 정류장도 멀어서 차가 없으면 외출이 너무나 험난한 곳이었습니다. 매일 왕복 4시간 거리의 포틀랜드를 갈 수도 없었고, 갈 때마다 친구들에게 재워달라고 하기도 힘든 상황이었습니다. 그러다 보니 자연스럽게 집에 있는 시간이 길어졌고, 삼시 세끼를 집에서 만들어 먹게 되었습니다.

시간은 넘치고 놀 사람은 없자 심심함은 더욱 커져만 갔습니다. 차라도 빌려서 나가면 되는데 당시 미국에서 차를 혼자 몬다는 것은 상상만 해도 두려운 일이라 그냥 집에 박혀 요리하고 넷플릭스를 보면서 시간을 흘려보냈습니다. 직장 동료들은 나이 차이가 커 먼저 다가가기 어려웠고, 포틀랜드에 사는 친구들도 대부분 현지인이라 친해지는 데 한계가 있는 느낌이었습니다. 한국에선 별다른 노력 없이도 친구가 많았지만, 미국에선 마음 맞는 친구 한 명 사귀기 쉽지 않았습니다. 나에게 별 관심 없는 사람들과 친해지기 위해 안간힘을 쓰는 과정은 생각보다 더 자존심 상하고, 외로운 일이었습니다.

그래도 시골 하숙집에서 눈칫밥 먹으며 혼자 있는 것보다는 나았습니다. 포틀랜드에서 사람들을 만나고 돌아온 날이면 외로움이 더욱 심해져 괴롭기까지 했습니다. 엄마의 말을 빌리자면, '가슴에 바람구멍이 난 것 같이' 쓸쓸하고 허전했습니다. 저에겐 여름밤의 상쾌한 공기도 좋은 자연환경도 같이 즐길 누군가가 있어야만 의미 있는 것이었습니다.

지루한 시골 생활의 유일한 낙은 먹는 것뿐이었습니다. 한 끼 한 끼를 소중하게 생각하며 매 끼니 최대한 맛있게 먹기 위해 요리에 온 정성을 쏟았습니다. 한국에 대한 그리움에 매운 음식을 자주 먹다 보니 그런 걸까요? 출근길에 사건이 터졌습니다. 밥 대신 쫄면과 비빔면으로 며칠을 때웠더니 위장이 그만 완전히 파업해버린 것입니다. 집을 나선 지 채 5분이 되기도 전에 심한 현기증이 몰려왔고, 온몸에 식은땀이 났습니다. 전에도 이런 적이 있어서 영 낯선 상황은 아니었지만 머나먼 타지의, 그것도 길거리에서 벌어지니 너무나 무서웠습니다. 주위에 아무도 없어서 도움을 요청하거나 집으로 되돌아올 수도 없었습니다. 곧 이명과 함께 배에 엄청난 통증이 느껴져 체면이고 뭐고 길거리에 주저앉을 수밖에 없었습니다.

숨을 헐떡거리며 쓰러져있으니 차 몇 대가 지나가고 나서야 동네 주민이 저를 발견하고 말을 걸어왔습니다. 완전히 탈진해서 손 하나 까딱하기도 어려웠지만, 구급차가 필요하냐는 그의 말에 식겁해서 "노!! 암 파인! 노 앰뷸런스!"를 외쳤습니다. 미국에서 구급차를 탔다가 무시무시한 고지서를 받았다는 이야기를 몇 번이나 들은 적이 있어서 당장은 위경련보다 그게 더 무서웠습니다. 그러고는 노란 액체를 토하기 시작했는데, 괜찮다는 애가 토를 하니 몹시 놀라신 것 같았습니다. 집에 데려다 달라고 부탁해서 차에 탔는데, 타자마자 시야가 회색빛으로 뒤덮이며 앞이 보이지 않았습니다. 코앞에 있는 집을 못 찾아서 주소를 불러줘야 했으며, 집 가는 짧은 길에서도 토가 나와 차에서 내렸다 다시 타야 했습니다.

엄마가 위암으로 고생하시는 것을 바로 곁에서 지켜봤음에도 오래된 식습관을 고치는 건 산을 옮기는 것만큼이나 힘든 일이었습니다. 엄마도 계속 맵고 짜고 달게 드시다가 위장을 잘라내고 나서야 식습관을 바꾸셨는데, 길거리에 쓰러진 사건 정도론 제 굳어진 식습관을 변화시킬 수 없었습니다. 쓰러진 이후 며칠 동안은 흰죽만 먹으며 조심했지만, 나아지자 다시 예전처럼 먹기 시작했습니다.

이제는 떠나야 할 시간

　　교통이 편한 시내로 이사를 한 후에는 더 심각해졌습니다. 포틀랜드엔 양조장이 많아 좋은 맥주를 어디서든 마실 수 있었기에 술꾼으로서 마다할 이유가 없었습니다. 새로 사귄 친구들과 맥주로 배를 채우다 보니 물은 마실 생각조차 하지 않았습니다. 제가 하도 물을 안 마시니까 옆에 있던 친구들이 물을 떠다 줄 정도였습니다. 그럴 때마다 저는 되지도 않은 허세를 부리며 물 마시길 거절했습니다.

　　"한국인은 술 마실 때 물을 마시지 않아."

　　머지않아 벌을 받았습니다. 심한 간지러움이 찾아온 것이죠. 지글대는 간지러움 때문에 시도 때도 없이 머리를 긁어댔습니다. 두 번째 증상은 과도한 각질이었습니다. 간지러움을 참지 못하고 긁으면 두피에 붙어있던 무수한 각질이 우수수 떨어졌습니다. 특히 검은 옷을 입고 있으면 어깨 위로 각질이 눈처럼 하얗게 쌓여 계속 털어내야 했습니다. 자면서도 긁어서 아침이면 베개 위로 소금을 뿌려놓은 듯 하얀 각질이 가득했습니다.

　　이렇게 되자 다른 사람들의 시선이 신경 쓰였습니다. 특히 일할 때가 가장 곤욕이었습니다. 잘 씻지 않아 생긴 비듬이라고 오해할까 봐 긁을 때마다 황급히 어깨를 털어냈습니다. 그동안 잠잠하다가 갑자기 증상이 심해진 것이라 몹시 당황스러웠습니다. 피부과도 고민해봤으나 안 그래도 의료비가 비싼 미국에서 피부과는 얼마나 더 비쌀지 생각하니 선뜻 갈 수가 없었습니다.

그래서 그냥 편의점 약으로 해결하려 했는데, 당연히 아무런 효과가 없었습니다. 당시엔 지루성 두피염인 줄만 알고 지루성 두피염 약을 발랐기 때문입니다. 어차피 몇 개월 뒤면 한국으로 돌아가니까 그때까지만 참고 버티기로 했습니다. 이사한 집의 넓은 주방에서 마음껏 파스타와 스테이크, 비빔면과 달걀, 김치찌개에 불고기 같은 음식들을 만들어 먹었고, 술도 마시던 대로 마셨습니다. 점점 간지러움과 각질이 심해졌지만, 애써 외면했습니다.

열심히 먹고 마시고 놀다 보니 어느새 미국을 떠날 시간이 되었습니다. 정든 친구들과 마지막으로 여행도 하고 이별주도 마시며 작별 인사를 나눴습니다. 곧장 귀국하지 않고 한 달 반 동안 마이애미, 쿠바, 멕시코를 여행했습니다. 마이애미에선 클럽을 돌며 맥주를 마셔댔고, 쿠바에선 럼을 잔뜩 넣은 모히토를 줄기차게 마셨으며, 멕시코에선 멕시코 전통 술, 메스칼을 들이부었습니다. 정말 음주 가무를 위한 여행이라고 해도 과언이 아닐 정도로 여행 내내 술이 빠지는 날이 없었습니다. 멕시코 칸쿤에서 만난 친구는 저에게 'Borracha loca (술 취한 미친 여자)'라는 별명을 붙여주었습니다. 술을 잘 마시는 것에 대해 이상한 자부심이 있던 저는 그 별명마저 마음에 들었습니다. 그렇게 미친 듯이 놀다가 코로나가 터져서 예정보다 빠르게 귀국하게 되었습니다.

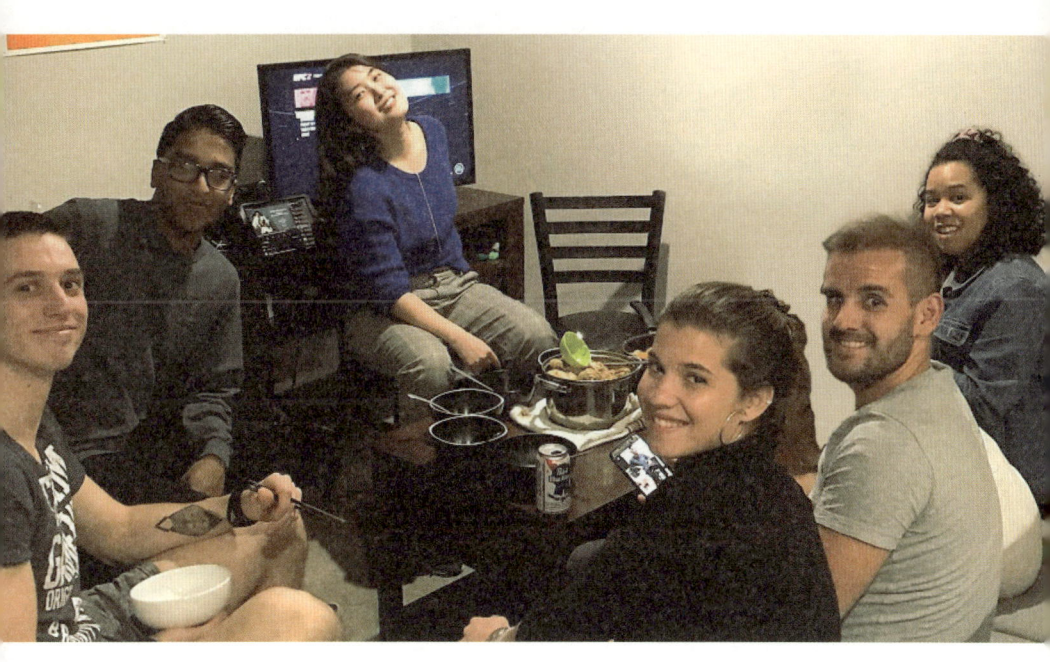

취업 성공!

　　귀국하던 날, 전혀 기대하지 않았는데 가족들이 공항까지 마중 나와서 감동했던 기억이 납니다. 가족들은 1년 만에 얼굴이 보름달처럼 빵빵해져서 돌아온 저를 보고 약간 놀랐었다고 해요. 저는 그것도 모르고 집 가는 길 내내 신나게 여행기를 떠들었습니다. 실제로 귀국 직전까지 맥주와 고기 타코를 매 끼니 먹었더니 온몸이 붓고 살도 많이 찐 상태였습니다.

　　귀국 후에도 엉망으로 먹었더니 비듬 정도로 작았던 각질이 손톱 크기만큼 커졌습니다. 두피가 가뭄이 난 땅처럼 쩍쩍 갈라지고 피까지 나자 사태의 심각성을 깨닫고 부랴부랴 병원을 찾았습니다. 그러나 동네 병원이든 유명한 병원이든 다 똑같이 스테로이드나 항생제만 처방해줬습니다. 항생제를 먹으면 잠시 괜찮아지는 듯했으나 조금만 약을 줄이거나 끊으면 바로 재발했습니다. 간혹 연고나 주사를 처방하는 곳도 있었지만 결국 재발하긴 마찬가지였습니다. 올리브유, 바세린 등 두피에 좋다는 건 다 바르고 샴푸도 바꿔봤으나 모두 소용없었습니다

　　두피만큼, 아니 두피보다 더 큰 걱정거리는 바로 취업이었습

니다. 코로나가 터지고 경기가 급격히 안 좋아지면서 원래도 어려웠던 취업이 더 어려워졌습니다. 미국에 가면 진로에 대한 답을 찾을 수 있겠거니 막연하게 생각했는데 다녀온 뒤로도 여전히 무엇을 해야 할지 감이 잡히지 않았습니다. 다행히 그나마 관심 있던 분야에서 채용 공고가 떠 2주간 매일같이 매달려 원서를 준비했습니다.

그러나 너무 무리했던 탓인지 도서관에서 서류를 쓰다가 그만 쓰러지고 말았습니다. 신경이 예민해진 상태에서 돈가스와 맥주를 함께 먹었더니 급성 위염이 온 것입니다. 점심을 먹고 앉자마자 갑자기 배가 찌르듯이 아프더니 숨을 쉬기가 어려웠고, 온몸에 피가 다 빠지는 것 같은 느낌이 들며 바닥으로 쓰러졌습니다. 다행히 주변에 계신 분들이 소파로 옮겨주셨고, 조금 뒤 아빠가 데리러 오셔서 함께 집으로 돌아갔습니다. 이 난리를 치며 쓴 서류는 1차에서 광속 탈락했습니다.

"아빠... 저 떨어졌어요. 엉엉엉."

"내 새끼 울지마라... 엉엉엉"

그렇게 고생해놓고 떨어지다니 너무 서러워서 아빠와 부둥켜안고 한바탕 울었습니다. 이후로도 서류에서 줄줄이 탈락하자 마음이 급해진 저는 데이터 마케팅 직무로 눈길을 돌렸습니다. 제 적성은 전혀 고려하지 않은 채 취업이 잘되고 미래가 유망하다는 친구의 말만 듣고 해당 직무를 선택한 것이었습니다. 앞뒤 재지 않고 수백만 원짜리 교육 프로그램을 결제하여 하루에 11시간씩 직무 교육을 받았습니다.

취업이 잘된다는 말이 사실이었는지 교육이 다 끝나기도 전에 한 대행사의 인턴으로 합격할 수 있었습니다. 미국에서 돌아온 지 10개월 만이었습니다. 백수에서 탈출했다는 것보다 이제 지긋지긋한 교육을 듣지 않아도 된다는 것이 더 기뻤습니다. 합격 소식에 눈물이 찔끔 날 정도였어요. 제 인생 첫 사기업 취업이었기에 앞으로 어떤 삶이 펼쳐질지 너무나 기대되고 설렜습니다.

건선과의 전쟁

입사 전까지 열심히 놀다가 드디어 첫 출근을 하게 되었습니다. 인턴 교육받는 일주일 동안 회사에서 사주는 밥 맛있게 먹으며 인턴 교육을 받았습니다. 어디에서도 가르쳐주지 않았던 비즈니스 예절이나 메일 쓰는 법을 배우니 흥미로웠고, 회사 들어오길 정말 잘했다는 생각마저 들었습니다. 거기다 시험에서 공동 1등을 하고, 영어 면접까지 통과하여 글로벌 팀에 배정될 수 있었습니다. 돌이켜보면 미래에 대한 기대감과 희망이 가득했던 이때가 회사 다니면서 가장 행복했던 순간이었습니다.

강남 한복판의 으리으리한 빌딩에서 일한다는 사실도 힘든 출퇴근길을 버티게 해주었습니다. 이렇게 고생해서 번 첫 월급을 두피 클리닉에 몽땅 털어 넣었습니다. 어디서 두피 스케일링이 좋다는 말만 듣고 1회에 12만 원도 넘는 정기권을 덜컥 결제한 것입니다. 건선과의 전쟁을 선포한 것이죠. 전에는 돈이 없어 못 샀던 비싼 샴푸나 두피 앰플도 사들이기 시작했습니다. 그러나 앰플을 바르고 증기를 쐬고 각질을 제거하고 전기를 쏘는 등 별 방법을 다 써봐도 나아지기는커녕 점점 더 심해지기만 했습니다. 각질 제거가 건선을 더 악화시키는 줄도 모르고 왜 낫지 않는지 이유를 몰라 답

답했습니다. 결국 전보다 각질이 더 굵어지고 피나게 긁을 정도로 간지러워져서 한 달 만에 그만둬야 했습니다. 건선과의 싸움에서 완패한 셈입니다.

일하는 것도 점점 더 힘들어지기 시작했습니다. 24시간 돌아가는 온라인 광고 특성상 해야 할 일이 너무나 많았고, 엄청난 양의 데이터를 처리하고 분석하는 일이 버겁게 느껴졌습니다. 자정을 훌쩍 넘어 퇴근하는 날이 잦아지자 몸이 물먹은 솜처럼 축축 처졌습니다. 건선도 점점 커져서 뒤통수 전체를 집어삼키게 되었습니다. 이전까진 부분적으로 간지러웠다면 이제는 뒤통수 전체가 간지러웠습니다. 이 지경에 이르러서야 드디어 먹는 걸 조절해봐야겠다는 생각이 들었습니다.

우선 제일 만만한 술과 커피를 가장 먼저 끊었고, 에이드나 탄산음료 같은 액상과당에서도 손을 뗐습니다. 그러자 정말 각질이 약간 작아지며 차도가 보이는 듯했습니다. 그러나 각질만 줄었을 뿐 간지럽고 따가운 건 여전했습니다. 매 끼니 밖에서 사 먹거나 배달시켜 먹으니 액체류만 조절한다고 마법처럼 건선이 낫거나 하지 않았습니다.

과도한 업무 스트레스로 인해 이명과 심한 생리통 등 다른 증상들도 하나씩 나타나기 시작했습니다. 일상의 대부분을 차지하는 직장에서 힘드니까 뭘 해도 우울했습니다. 오랜만에 만난 친척이나 친구들도 제가 힘들어하는 것을 단번에 눈치챌 정도였습니다.

"아 회사 가기 싫다."

"다 때려치울까."

"이대로 지구가 멸망했으면 좋겠다."

당시엔 이렇게 부정적인 말을 입에 달고 살았습니다. 사소한 것에도 예민하게 반응하여 가족들 마음에 상처를 입히곤 했습니다. 스스로 우울함이 주체가 안 되자 스마트폰에 모든 정신을 맡겼습니다. 늦게까지 일하고 온 날이면 보상심리로 더 늦게까지 핸드폰을 들여다보다 기절하듯 잠들었습니다. 현생은 생각만 해도 고통이었기에 현실을 잊게 해주는 핸드폰 속으로 끊임없이 도망쳤습니다.

또 다른 도피처는 먹는 것이었습니다. 평일엔 식사 시간만 기다렸고, 주말엔 동생과 함께 유명 맛집과 디저트 카페 도장을 깨고 다녔습니다. 대부분 고기와 밀가루 등 정제 탄수화물이 들어간 기름진 음식들이었고, 매운 요리도 즐겨 먹었습니다. 야근할 때 야식 수준으로 늦게 먹는 날이 많았으며 한 번 먹을 때 또래 여자들보다 훨씬 많이 먹었습니다.

이렇게 엉망으로 살다 보니 건선이 나을 새가 없었습니다. 건강 검진에서도 비타민D가 너무 낮게 나와 병원에서 전화가 올 정도였고, 공복 혈당도 98로 높은 편이었습니다. 각질도 점점 더 많이 떨어져 책상과 의자에 쌓인 각질을 쉴 새 없이 치워야 했습니다. 검은 옷을 입는 것은 상상도 하지 못했으며, 머리를 감아도 곧바로 각질이 떨어져 분노가 치솟았습니다.

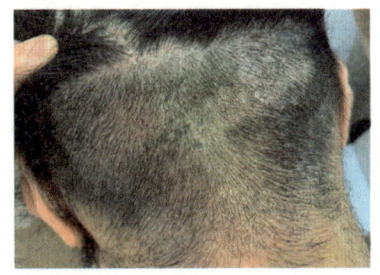

진정한 악몽

제 고통은 이제 절정에 도달았습니다. 간지러움은 상상을 초월했습니다. 마치 며칠 굶은 산모기 수십 마리가 뒤통수를 난도질한 것처럼 미친 듯이 가려웠습니다. 두피에 피딱지가 앉도록 긁으면 머리카락에 각질과 피가 엉겨 붙으면서 한 움큼씩 빠졌습니다. 뒤통수 전체가 벌집이 된 느낌이었고, 그 사이를 벌레들이 기어 다니는 징그러운 상상이 끊임없이 되풀이되었습니다. 사람이 아파트에서 떨어지는 모습이나 일할 때 누가 뒤통수를 때리는듯한 부정적인 이미지들도 계속해서 머릿속에 재생되었습니다.

건선이 점점 뒤통수를 넘어 목을 타고 내려오기 시작했고, 외이도염에 걸렸던 오른쪽 귓속도 간지럽기 시작했습니다. '[1]쿼브너 현상'으로 인해 상처를 타고 건선이 퍼진 것이었습니다. 건선이 심해지니 긴 머리카락이 불편하고 갑갑하게 느껴졌습니다. 좀 더 편하게 관리하기 위해서 단발로 잘랐고, 그것도 시원치 않아 바리깡을 사서 뒤통수를 박박 밀어버렸습니다. 밀어 보니 건선이 생각했던 것보다 훨씬 더 심각한 상태였습니다. 뒤통수 전체가 새빨갰

---

[1] 상처 나거나 충격을 받은 손상 피부 부위에 건선이 발생하는 현상

고, 각질층이 솟아올라 정상 피부보다 3배는 더 두꺼웠습니다. 이걸 보신 부모님은 도저히 나을 것 같지 않아 기가 찼다고 합니다.

전보다 보습은 더 쉬워졌지만 그렇다고 크게 좋아지진 않았습니다. 너무 간지러운 나머지 회사에서 일하다 한의원으로 뛰쳐나간 적도 있었습니다. 그날 처음으로 약침을 맞아보았고, 비싼 한약도 타서 먹었습니다. 영양제도 종류별로 엄청나게 많이 먹었습니다. 건선 달력을 만들어 물 섭취, 운동, 영양제, 스트레스 정도를 표시하며 두피 상태를 체계적으로 기록했습니다. 이 난리를 치니 전보단 나아졌지만, 여전히 조금만 스트레스를 받아도 너무너무 간지러웠고, 샤워할 때마다 미친 듯이 따가웠습니다.

뒤통수를 삭발하니 샤워 시간이 반으로 줄어 편했지만, 머리를 묶을 때마다 사람들의 시선이 신경 쓰였습니다. 뒤통수가 멀쩡해서 머리를 올려 묶을 수 있는 사람들이 미치게 부러웠습니다. 요정 지니가 소원을 들어준다면, 가장 먼저 건선 완치를 빌 정도로 건선 치유가 간절했습니다. 건선에서 벗어날 수만 있다면 악마에게 영혼도 팔 수 있을 것 같았습니다.

운동으로 땀을 빼면 좀 나아질까 하여 PT를 받기 시작했습니다. 수백만 원을 들여 반년간 꾸준히 운동했으나 살은 빠져도 두피건선은 여전했습니다. 좌절하며 인터넷을 돌아다니다가 누군가 쓴 글을 보았는데 심장이 쿵 내려앉았습니다.

'건선은 죽어야 끝난다.'

'정말 죽어야 끝나는 거라면, 차라리 죽는 게 낫지 않을까?'

이런 생각마저 들자 저도 모르게 눈물이 나왔습니다. 회사생활도 점점 최악으로 치달았습니다. 입사한 지 1년이 지나자 여러 개의 프로젝트를 담당하게 되었고, 챙겨야 할 부사수도 생겼습니다. 바빠서 밥도 제대로 못 먹는 날이 많아지자 직장생활에 대한 회의감이 커져만 갔습니다.

하루는 야근 식대로 마감 할인 중인 햄샌드위치를 사서 다음 날 아침에 먹었는데 빵이 상했는지 탈이 나고 말았습니다. PT 받으러 가는 길에 배가 아프고 몸에 힘이 빠지더니 그만 지하철역에서 쓰러졌습니다. 누군가 신고를 했는지 곧 역무원이 오셔서 저를 휴게실로 데려갔습니다. 가자마자 급하게 토를 하고 소파에 누워 잠시 휴식을 취했더니 그제야 정신이 조금 돌아오는 것 같았습니다. PT 선생님이 저를 살피러 역까지 와주셔서 정말 고마우면서도 죄송했습니다. 결국 PT는 받지도 못하고 그대로 집으로 돌아와야 했습니다.

이번 일로 두 가지를 깨달았는데, 첫 번째는 마감 할인하는 빵은 안 먹는 게 몸에 이롭다는 것이고, 두 번째는 이직해야겠다는 것이었습니다. 이대로 가다간 제명에 다 못살 것 같아서 상상만 해왔던 이직을 본격적으로 준비하기 시작했습니다. 다음 회사의 필수 조건은 첫째도 워라밸, 둘째도 워라밸, 무조건 '워라밸'이었습니다.

그런 저에게 꿈 같은 이직의 기회가 찾아왔습니다. 서류 제출부터 임원 면접까지 단번에 이루어져 이직에 성공할 수 있었습니다. 합격 통보를 받자 드디어 고생 끝이라는 생각에 또 눈물이 터져 나왔습니다. 이제 저는 긴 악몽에서 벗어나는 것일까요?

인생은 새옹지마

　　떨리는 마음으로 새 회사에서 입사 동기들과 함께 오리엔테이션에 참가했습니다. 과연 듣던 대로 복지가 좋고 구성원들을 세심하게 신경 써준다는 느낌이 들었습니다. 질문 시간에 입사 동기 중 한 명이 인사 담당자에게 물었습니다.

　　"혹시 수습 기간 종료 후 정규직 전환율이 어떻게 될까요?"

　　"입사하신 분들의 90% 이상이 전환되고 있으니 너무 걱정하지 않으셔도 됩니다."

　　저는 힘든 곳에서도 잘 버텼으니 이번에도 당연히 전환될 거라 믿었습니다. 지금 돌이켜보면 이직의 기쁨에 취해 너무 안일하게 생각했던 게 아닐까 합니다. 3개월 후 그 질문을 한 그 동기와 제가 모두 해고될 줄은 꿈에도 몰랐으니까요.

　　업무 장비로 맥북을 받았을 때 행복의 절정을 찍었습니다. 맥북을 가진 것만으로도 벌써 유능한 마케터가 된 것 같았습니다. 회사는 듣던 대로 여유로운 분위기였고, 정말 필요한 경우가 아니면 대부분 정시에 퇴근했습니다. 늘 깜깜할 때까지 일하다가 해 떠 있을 때 퇴근하니 황송하게 느껴졌습니다. 이렇게 워라밸이 좋은데

연봉도 높고 복지까지 빵빵해서 한순간에 인생 역전한 기분이었습니다. 다양한 복지 중에서도 가장 좋았던 건 아침밥과 식대가 나온다는 것이었습니다. 식비 걱정 없이 맛있는 밥을 먹을 수 있게 되자 안 그래도 제일 좋아하는 밥시간이 더더욱 기다려졌습니다. 팀별 티타임을 위한 간식비까지 나와서 이 회사에 들어오길 정말 잘했다며 설레발을 쳤습니다.

하지만 이런 행복도 오래 가지 않았습니다. 온보딩 기간이 끝나고 본격적으로 업무에 투입되자 복지가 좋은 데는 다 이유가 있다는 것을 알게 되었습니다. 실제 연차보다 훨씬 높은 역량이 요구되어 생각했던 것보다 훨씬 더 적극적으로 빠르게 성과를 내야 했습니다. 적성에 맞지도 않는 일을 단순히 취직이 잘된다는 이유로 선택한 저에게 그만한 역량이 있을 리 만무했습니다.

회사 사람들과 가까워지기도 어려웠습니다. 회사 사람들과 관심사가 너무 달라 그 분야에 대해 문외한이었던 저는 대화할 때 소외되는 듯한 느낌을 자주 받았습니다. 내가 어떤 사람이고, 어떤 회사가 잘 맞을지 충분히 고민하지 않고 될 대로 되라는 식으로 살다 보니 마주하게 된 결과였습니다.

퇴근 후나 주말에도 서비스를 공부하고 매일 아침 피드백을 복기하며 나아지려고 발버둥 쳤지만 기대치를 따라가기엔 역부족이었습니다. 상사나 사수가 저를 따로 부르거나 실수를 지적할 때마다 심장이 덜컹하고 내려앉는 것 같았습니다. 불안감이 점점 더 심해져 죽고 싶다는 생각이 들자 심리 상담을 받기 시작했습니다.

상담을 통해 긴장 완화를 위한 호흡법과 고통을 시각화하는 방법을 배웠으나 회사에서 혼날 땐 까맣게 잊어버리고 다시금 불안에 휩싸였습니다. 마음에 여유가 없어 두피 상태 기록에도 완전히 손을 놨습니다. 대신 영양제를 하루에 최대 14알까지 복용했습니다. 그래도 건선은 낫질 않고 스트레스로 더 심해지기만 했습니다. 두피에 각질이 너무 많아져 차마 눈 뜨고 못 볼 지경까지 되었습니다.

이쯤 되자 분노와 불안함에 정신이 나갈 것만 같았습니다. 이렇게 예민하고 불안한 성격을 가진 것이 너무 억울하고 화가 났습니다. 누구라도 탓하지 않으면 견딜 수 없을 것 같아서 바로 곁에 있는 엄마를 탓했고, 결국 절대 하지 말아야 할 말까지 하고 말았습니다.

"이럴 거면 그냥 낳지 말지 그랬어."

"…"

내뱉어 놓고 곧바로 후회했는데, 다시 주워 담을 수 없기에 지금까지 두고두고 후회하고 있습니다.

어찌어찌 버티다 보니 입사 3개월 차에 큰 이벤트를 담당하게 되었습니다. 수습 기간이 끝날 무렵이라 정직원으로 전환될 수 있다는 희망의 신호로 받아들였습니다. 게다가 기분 탓인지 전보다 덜 혼나는 것 같아서 희망에 찬 발걸음으로 최종 수습 평가를 들으러 갔습니다.

평가의 결과는 짐작하시죠? <직장에서 해고 당하다>의 첫 문단에 기록된 대화 그대로입니다. 참 인생은 새옹지마 아닌가요?

나의 미드나잇 라이브러리

직장도 건강도 모두 잃은 저는 망연자실해서 폐인처럼 살았습니다. 엄마가 차려주신 밥 먹을 때를 제외하곤 계속 침대에 누워 멍하니 드라마만 봤습니다. 전보다 죽고 싶다는 생각은 덜 했으나 앞날이 막막하긴 매한가지였습니다. 자고 일어나면 이 긴긴 하루를 또 뭐 하면서 보내야하나 한숨부터 나왔습니다.

동생도 곧 퇴사한다는 것만이 유일한 위안이었습니다. 퇴사 후 혼자 뉴욕을 여행하려던 동생의 계획에 숟가락을 얹어 같이 떠나기로 했습니다. 그러나 회사가 동생을 붙잡는 통에 퇴사일이 자꾸 늦춰지자 애꿎은 동생에게 성질을 부렸습니다. 동생이 퇴근하기만을 목 빠지게 기다릴 정도로 혼자 있는 시간을 견디기가 너무 힘들었습니다. 동생이 지금에서야 말하길, 그때의 저는 눈에 초점도 생기도 없이 시들시들해서 보고 있으면 마음이 아팠다고 합니다.

우여곡절 끝에 도착한 뉴욕은 환상적이었습니다. 오랜만에 친구를 만나 머리채 풀고 신나게 놀았습니다. 펍에서 친구를 사귀어 새벽까지 마구 달렸다가 다음 날 발에 염증이 생겨 하루 쉬어야 할 정도였습니다. 전보다 술은 훨씬 덜 마셨지만, 라면이나 과자 같

My Way out from 건선, 눈물겨운 나의 건선 분투기

은 초가공식품과 피자, 햄버거 같은 고기, 밀가루 음식을 매 끼니 많이 먹었습니다. 그랬더니 두피가 또 너무 간지러워져서 여행 내내 항히스타민제를 달고 다녔습니다. 여행이 쾌적할 리 만무했고, 여행 중간중간마다 울적함이 밀려왔습니다.

　　　동생 따라 서점에 갔다가 「미드나잇 라이브러리」라는 책을 발견했습니다. 원래는 책을 잘 안 사는데 그날따라 이상하게 그 책에 끌렸습니다. 여행하면서 틈틈이 읽어보니, 책 속의 주인공이 꼭 저를 보는 것 같아 신기했습니다. 영국인인 주인공은 후회 많은 삶을 살다가 어느 순간 우울함을 견디지 못하고 자살 시도를 하게 됩니다. 그리고 혼수상태 속에서 한 도서관에 도착합니다. 그곳은 순간의 선택들로 무수히 갈라지게 된 자신의 인생이 모두 모여있는 곳이었습니다. 살아보지 않은 삶을 경험할 수 있는 절호의 기회였기에 자신이 포기했던 꿈들이 실현된 인생에 들어가 살아보기로 합니다.

　　　그 뒤로 주인공은 세계적인 락스타나 올림픽 메달리스트가 되기도 하고, 빙하를 연구하는 연구원이 되기도 합니다. 처음엔 꿈을 이룬 자신의 화려한 모습에 흥분되었지만, 살아보니 그 삶도 만만치 않다는 걸 알게 됩니다. 무수히 많은 인생을 체험해봐도 정말 끝까지 살고 싶은, 완벽하게 만족하는 삶은 없었습니다. 결국 그녀는 끊임없이 실망하며 도서관으로 돌아오게 됩니다. 마지막으로 딸을 가진 주부의 삶에 가장 오래 정착해서 살지만, 자신이 직접 성취한 게 아니기에 진정한 의미의 '내 인생'이 아님을 깨닫습니다. 주인공은 진짜 인생을 되찾고 싶다는 강렬한 열망을 느끼고 원래의 인생을 선택함과 동시에 삼켰던 약들을 토해내며 깨어나게 됩니다.

　이 책은 제 인생을 되돌아보는 계기가 되었습니다. 저도 항상 현실에 만족하지 못하고 후회하곤 했는데, 가장 중요한 건 '지금 내가 가진 삶'이란 걸 깨달았습니다. 이 책으로 인해 곧바로 인생이 바뀌거나 하진 않았지만, 인생을 바꿀만한 행동을 할 용기는 얻었습니다. 어쩌면 여행 자체보다 여행에서 읽은 이 책이 가장 값진 선물이 아니었을까요?

　귀국해서 유튜브로 건선을 찾아보다가 건선을 자연 치유한 사람의 영상을 보게 되었습니다. 역시나 음식이 가장 큰 문제였습니다. 그동안 먹는 걸 포기하지 못해서 스스로 치유해볼 엄두를 못 내고 있었지만, 그 영상 덕분에 희망을 얻게 되었습니다. 그렇게 8월의 마지막 날, 저는 인생에서 정말 마지막 시도라고 생각하고 음식을 바꿔보기로 결심 했어요.

　제가 가장 좋아했던 음식인 돈가스를 마지막으로 먹고 본격적인 치유에 돌입했습니다. 그러나 뭘 어떻게 먹어야 할지 감이 오지 않았습니다. 이전까지 고기, 매운 음식, 밀가루 음식 중 하나라도 없으면 밥을 먹지 않았기에 우선 이들을 끊어보기로 했습니다. 피부에 좋지 않다고 알려진 유제품도 같이 끊었습니다. 직장을 다니면서는 절대 시도하지 않았던, 아니 시도하지 못했던 어려운 결정이었습니다. 다이어트할 때조차 끊어본 적 없는 고기를 끊는다니, 정말 수족을 잘라내는 심정이었습니다.

　그러나 저는 죽고 싶어서가 아니라 살고 싶어서 이 도전에 뛰어들었습니다. 치유 받고 싶어서, 진정으로 건강해지고 싶어서,

내가 진심으로 원하는 삶을 살고 싶어서요. 비록 넘어지고 실패하더라도 포기하고 싶지 않았어요. '미드나잇 라이브러리'에는 이런 문구가 있습니다.

> 노라는 죽고 싶지 않았다.
>
> 또한 자신의 것이 아닌 삶은 살고 싶지 않았다.
>
> 그녀의 삶은 엉망진창에 고군분투일지라도, 그녀의 것이었다.
>
> 그조차도 아름다웠다.
>
> 메트 헤이그, 「미드나잇 라이브러리」, 노진선 옮김, 인플루엔셜, 2021.

지금까지 제 건선 분투기를 들어주셔서 감사합니다. 이제 제 건선 치유 스토리를 이어서 들어보시겠어요?

두 번째
My Way to 건강, 나의 건선 치유기

과거에 고통의 터널을 지났던 사람들은 터널의 끝에서 눈이 부시게 내리쬐던 그 따스한 햇살을 잊을 수가 없습니다. 저에게는 건선이 치유되던 순간들이었지요.
그 순간을 평생토록 소중히 간직하기 위해 일기 형태로 글을 남겨 두었습니다. 저의 민망한 글솜씨가 드러난 일기지만, 저와 같은 고통을 겪는 모든 분들에게 희망과 용기를 주었으면 하는 바람입니다. 우리 모두 떳떳하게 치유의 일기를 자랑하는 그날까지 화이팅!

치유 시작 1주일째
무지의 끝판왕

뭘 먹어야 할지 도통 모르겠다. 술, 커피, 액상과당 다 끊어 봤지만 낫지 않았다. 결국 자주 먹는 음식을 끊는 수밖에 없을 것 같다. 고기 없이 한 끼도 못 먹는 육식 동물이지만 지금은 두피만 나을 수 있다면 무엇이든 할 수 있다.

일단 집에서 고기 다 뺀 채식 식사를 해봤다. 양념도 거의 없이 고구마에 상추 샐러드, 데친 콩나물을 먹었는데... Oh, shit... 이렇게 맛없는 식사는 처음이다. 미국에서 먹었던 채식 버거가 그리울 정도다. 그나마도 과식하면 건선에 안 좋을 것 같아 조금만 먹었더니 너무 허기져서 힘이 없다.

그 와중에 운동도 했다. 아침에 요가 50분하고 러닝을 하는데 뛰자마자 너무 숨이 차서 나중엔 걷다시피 했다. 러닝 앱에서 초보자 모드를 선택했으나 그것도 내겐 무리였다. 두피로 땀이 흐르자 건선 부위가 간지럽고 따가워서 운동 후에도 개운한 게 아니라 찝찝하기만 했다. 근력 운동같이 힘든 운동을 싫어해서 그나마 재밌는 러닝을 한 건데도 벌써 그만두고 싶다. 약 없이 치유하려면 원래 이렇게 힘든 걸까? 이걸 대체 언제까지 해야 하는 거지? 막막하기만 하다.

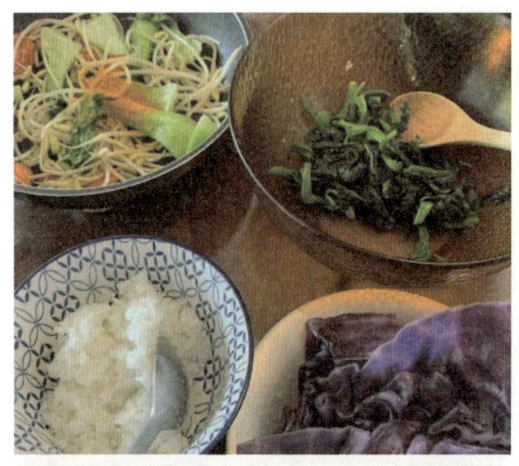

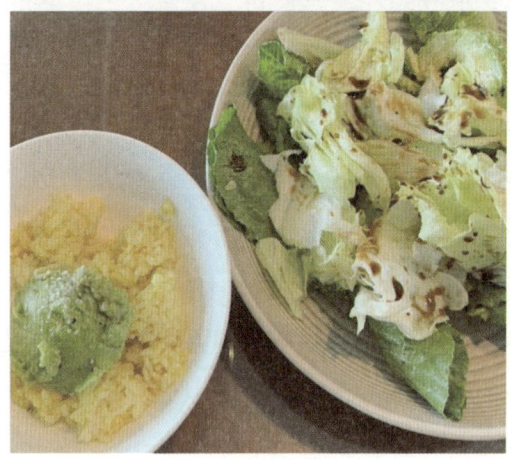

> 🧅 **코치의 한 마디**
>
> 시작할 때 의욕 과잉으로 무리하는 경우가 많은데, 너무 급격한 변화는 몸에 무리가 될 수 있어요. 너무 무리하지 않는 선에서 하나씩 바꿔보는 것으로 치유를 시작해보세요~

치유 시작 2주일째
식욕과의 무한전쟁

　　　　채식한 지 이틀 만에 효과가 나타났다. 가려움이 눈에 띄게 줄어들고 빨갛던 두피도 분홍색으로 옅어졌다. 그동안 안 해본 게 없었는데 갑자기 훅 좋아져서 놀랐다. 대신 자다가 깨서 긁는 일이 잦아졌다. 원래는 잘 깨지 않고 긁기만 했는데 중간에 깨니까 잠을 푹 못 자는 느낌이었다. 그래도 낮에 가려움이 줄어드니 살 것 같았다.
　　　　식단, 운동을 유지하며 생활 습관도 철저히 지켰다. 두피와 귓속을 끊임없이 보습하고 물과 영양제를 꼬박꼬박 챙겨 먹고 자정 전에는 자려고 노력했다. 항상 늦게까지 핸드폰을 하다가 잠들었기 때문에 일찍 자는 게 어색했지만. 확실히 일찍 잔 날에는 컨디션이 좋았다. 두피 간지러움도 더 줄어드는 것 같아 취침 시각을 조금씩 당기려고 한다.
　　　　식사는 여전히 고구마에 샐러드만 먹거나 밥 조금에 데친 채소를 먹는다. 혹시나 건선이 안 좋아질까 봐 한 입 한 입이 조심스럽다. 다행히 빠르게 좋아지고 있긴 하지만, 너무 맛이 없고 금세 허기진다. 식사 시간이 점점 스트레스로 다가온다. 먹기 위해 사는 나로서는 정말 고역이다. 가족들과 처음으로 야구장에 갔는데 옆에서 신나게 맥주에 치킨 뜯고 있는 아빠와 동생을 보니 뭔가 억울했다. 나는 경기 내내 풀만 뜯어야 했다. 나올 때까지만 조금만 더 견디자고 스스로 위로했다.

체중은 큰 변화가 없지만, 엉덩이와 허리에 살이 쭉쭉 빠지는 게 느껴진다. 그러나 다이어트가 목적이 아니었기에 두피 변화만큼 크게 기쁘지는 않다. 크림치즈 듬뿍 얹은 바삭한 빵이 간절할 뿐이다. 어찌어찌 2주는 버텼지만, 이대로는 정말 못 살 것 같다. 뭔가 방법을 찾아야만 한다.

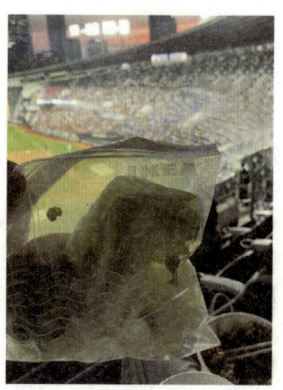

🌱 코치의 한 마디

식습관과 생활 습관이 바뀌는 과도기에는 다양한 증상이 나타날 수 있는데, 자연스러운 현상이니 너무 걱정하지 마시고 몸이 어떻게 달라지는지 잘 관찰해주세요~!

치유 시작 3주일째
파가노 요법의 시작

맛있는 건강식을 찾아 인터넷과 도서관을 뒤지며 공부하기 시작했다. 특히 건선에 대한 정보를 찾기 위해 외국 사이트 번역까지 하며 이 잡듯이 뒤졌으나 정보가 너무 없어 건초 더미에서 바늘 찾는 꼴이었다. 정보의 홍수 속에 허덕이다가 '파가노 요법'이란 것을 알게 되었다. 미국의 건선 전문 의사가 제시한 건선 자연치유 식단인데, 실제로 이 요법을 통해 자연 치유한 사람들이 있어서 나도 한 번 시도해보려고 한다. 아쉽게도 책은 현재 절판되어 인터넷 카페에서 요약본을 읽으며 공부하고 있다.

책을 공부하니 무턱대고 채식만 한다고 해서 되는 게 아니라는 걸 깨달았다. 알칼리성 음식과 산성 음식을 적절하게 배합해서 먹어야 하며, 식단 비율을 4:2:1:1(야채:과일:단백질:곡류)로 구성해야 했다. 특히 파가노 요법은 독소를 배출해주는 녹색 잎채소를 많이 먹을 것을 강조하는데, 나는 그것도 모르고 지금까지 고구마만 너무 많이 먹고 있었다.

건선에 가짓과 식물이 안 좋다는 것도 알게 되었다. 가짓과

식물에 들어있는 '렉틴'이 위 장벽을 느슨하게 할 수 있어서 토마토, 가지, 고추, 피망, 파프리카, 감자 같은 식물은 대표적인 건선 금기 음식이었다. 실제로 파가노 박사가 만난 건선 환우 중엔 토마토를 좋아하는 사람이 많았다고 한다. 나도 토마토를 너무 좋아해서 토마토 파스타, 토마토 리조또, 에그인헬, 토마토 샌드위치 같은 토마토 요리를 즐겨 먹었다. 이것 때문에 건선이 생긴 것 같진 않았지만, 왠지 먹고 나서 더 가려웠던 기억이 있어서 가짓과 식물도 끊어 보기로 했다.

그 외에도 붉은 고기, 밀가루 등 건선 금지 음식은 많았다. 이렇게 금기 음식을 정해주니까 오히려 마음이 편하다. 복잡하게 생각할 필요 없이 이것들을 그냥 안 먹으면 된다. 건선 금기 음식과 허용 음식(주로 채소들)을 보기 좋게 정리했고, 주의해야 할 사항도 빼곡하게 적었다. 나만의 치유 노트를 만든 것이다. 다만 미국 의사가 쓴 책이라 생소한 식재료가 많고, 어떻게 요리해야 하는 지까진 나와 있지 않았다. 그걸 찾는 게 이제 내가 해야 할 일이다.

파가노 요법을 시작으로 건강에 관한 책을 섭렵하면서 깨달은 게 하나 더 있다. 그동안 내가 '장 건강'을 너무 등한시했다는 것이다. 위경련으로 몇 번이나 쓰러졌는데도 눈에 보이지 않았기에 크게 신경 쓰지 않았다. 장 건강이 몸 건강일 만큼 중요한 장기인데 그것도 모르고 마구 혹사해 건선이라는 업보를 맞게 된 것이다. 건선이 아니었다면 더 큰 병이 와서야 알게 되었을 수도 있다. 지금이라도 알게 된 것을 다행으로 여기자.

거의 모든 책에서 채소가 얼마나 장 건강에 좋은지 입을 모아 이야기하고 있었다. 그래서 상추, 양배추, 배추, 깻잎 같은 녹색 잎채소를 매 끼니 엄청나게 챙겨 먹게 되었다. 주로 비빔밥이나 샐러드로 먹는데, 솔직히 맛있지는 않다.

그래도 기쁜 소식은 건선 부위와 각질이 줄고, 붉었던 두피 색이 분홍색으로 옅어졌다는 것이다. 정상 피부와의 경계도 살짝 희미해졌다. 게다가 자다가 깨서 긁는 증상이 줄어들어 너무 좋았다. 그러나 약간의 호전에 방심해서 외식으로 비건 토마토 파스타, 샐러드, 버섯 샤브샤브를 먹었더니 갑자기 상태가 안 좋아졌다. 근래 들어 가장 간지러웠고, 너무 긁어서 상처도 났다. 그간의 노력에도 불구하고 다시 원점으로 되돌아갔다는 생각에 짜증이 솟구쳤다.

다행히 며칠간 다시 운동하며 집밥만 먹었더니 괜찮아졌는데, 다음 날 또 채식 식당을 예약해놔서 약간 불안해하면서 먹었다. 아니나 다를까 먹고 나니 두피에서 바로 티가 났다. 또 허연 각질이 다닥다닥 올라오고 참을 수 없을 정도로 간지러워진 것이다, 이쯤 되면 내 피부는 거의 외식 탐지기 수준이다. 아무리 채식이라 해도 외식은 집밥만 못하다는 것을 피부로 느꼈다. 건선이 다 나을 때까지는 집밥만 먹고 외식을 자제하려고 한다.

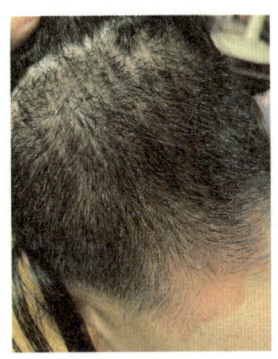

보습제도 알아보다가 여기저기서 청대가 효과 있다고 하길래 청대 밤과 청대 오일, 청대 비누를 시켜봤다. 두피에 청대 밤을 발랐다가 피부색이 불타는 듯 새빨개져서 깜짝 놀랐다. 청대가 짙은 보라색이라 잠시 물든 것뿐이었다. 지금까지 바르는 것으로는 효과를 제대로 느낀 적이 없는데 청대는 효과가 있었으면 좋겠다.

> ◎ 코치의 한 마디
>
> 스스로 공부할 때 가장 기억이 잘 남고, 실천까지 이어지기도 쉬워요~
> 우선 열린 마음으로 다양한 책을 읽어보시는 걸 추천합니다!
>
> 어니 코치가 추천하는 책
> 1. 「나는 질병 없이 살기로 했다」, 하비 다이아몬드, 사이몬북스
> 2. 「맥두걸 박사의 자연식물식」, 존 맥두걸, 사이몬북스
> 3. 「다이어트 불변의 법칙」, 하비 다이아몬드, 사이몬북스
> 4. 「염증 해방」, 정세연, 다산라이프
> 5. 「완전 소화」, 류은경, 다산라이프
> 6. 「조금씩 천천히 자연식물식」, 이의철, 니들북
> 7. 「산 음식, 죽은 음식」, 더글라스그라함, 사이몬북스
> 8. 「소박한 밥상」, 헬렌 니어링, 디자인하우스
> 9. 「무엇을 먹을 것인가」, 콜린 캠벨, 토마스 캠벨, 열린과학
> 10. 「몸에도 미니멀리즘」, 황민연(베지미나), 사이몬북스

치유 시작 4주일째
혼돈의 과도기

파가노 요법을 적용한 이후로도 계속 책을 읽고 있다. 한 권에만 의존하기보다 다양한 관점의 책을 폭넓게 참고하고 싶어서다. 요즘은 「최강의 식사」를 읽고 아침, 저녁으로 기버터와 MCT 오일을 넣은 '방탄 채소 스무디'를 마시고 있다. 양배추, 케일, 시금치, 당근, 브로콜리 등 몸에 좋다는 채소는 다 들어가서 그런지 도움이 되는 것 같다. 원래 샤워 후 곧바로 머리가 간지러웠는데 지금은 간지러움이 거의 느껴지지 않는다. 이걸 깨달았을 때 얼마나 감격했는지 모른다. 대체 얼마 만에 느끼는 쾌적함인가! 감동이 쓰나미처럼 몰려왔다.

건선의 경계도 많이 희미해졌다. 부모님이 한숨 쉴 만큼 가죽같이 두껍던 두피가 점차 얇아지면서 정상 두피와 비슷해져 가고 있다. 이렇게 좋은 신호들이 가득하나 여전히 식사는 갈피를 잡지 못하고 있다. 몇몇 책에선 동물성 음식을 늘리고 탄수화물을 줄이는 '저탄고지'를 추천하는데, 고기 없이 탄수화물을 줄이려니 먹을 게 너무 없다. 다양한 레시피 책들도 참고했으나 고기가 안 들어가는 요리가 거의 없어서 적당한 음식을 찾기 어려웠다.

밥을 줄이기 위해 콜리플라워를 잘게 잘라 콜리플라워 밥을 만들어보기도 했다. 그렇게 맛없는 밥은 처음이었다. 끔찍한 맛이라기보다 정말 아무 맛도 나지 않는 '무無' 맛이었다. 콜리플라워 밥은 포기하게 되었다. 현미밥과 백미밥을 번갈아 먹기도 했다. 콩에 '렉틴'이라는 독소가 있어 가급적 먹지 말라고 하기에 콩도 잘 안 먹는다. 잘 먹던 현미 콩밥을 끊으니 이게 맞나 싶긴 하지만, 우선 몸에 테스트한다는 생각으로 하나씩 시도해보는 중이다.

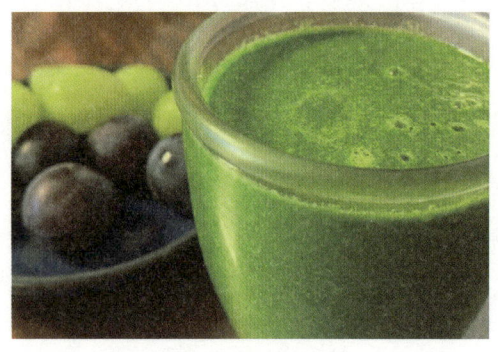

🌱 코치의 한 마디

무엇이 맞는지 혼란스럽고 고통스러운 시간은 언젠가는 지나갑니다. 하루하루 증상에 너무 일희일비하기보다 테스트 기간이라고 생각하고 지치지 않는 선에서 다양한 시도를 해보세요!

치유 시작 5주일째
자연식물식의 시작

운동 갈 때마다 도서관에 들렀더니 식이요법 관련 책이란 책은 다 훑어본 것 같다. 저탄고지, 고탄저지 등 다양한 책을 읽었지만, 나에게는 자연식물식이 가장 맞을 것 같다는 것이 최종 결론이다.

자연식물식은 가공식품과 동물성 음식을 지양하고 싱싱한 자연 재료를 간단히 조리해서 먹는 식사법이다. 처음엔 조금 생소하게 느껴졌으나 「어느 채식 의사의 고백」이나 「나는 질병 없이 살기로 했다」 같은 책을 읽으며 이 요법에 대해 좀 더 자세히 알게 되었다. 이 책들은 다른 책에 비해 자가면역 질환이나 대사 질환에 대해 많이 다뤄서 신뢰가 갔고, 무엇보다 자연식물식은 배부르게 먹을 수 있다는 점이 가장 마음에 들었다.

책에서는 단백질을 많이 섭취하지 않아도 괜찮고, 오히려 필요 이상의 단백질이 장기에 부담을 줘서 몸에 해롭다고 이야기한다. 나도 과도한 단백질 섭취가 건선을 악화시킨다고 느꼈기에 이 부분에 공감되었다. 또, 현미밥에 대한 의문도 어느 정도 풀렸다.

고온 압력밥솥으로 밥을 하면 현미 속 '렉틴'이 대부분이 파괴되어 먹어도 괜찮다는 것이다. 실제로 이 땅에서 대대손손 먹어온 현미를 믿어보기로 하고, 백미에서 현미밥으로 다시 바꿨다. 영양제도 무턱대고 다 먹기보다 정말 필요한 것만 섭취하는 게 좋을 것 같아 몇 개만 남기고 식사에 더 집중하기로 했다.

'자연식물식 레시피'로 검색을 해보니 엄청나게 다양한 레시피가 나와서 놀랐다. 비빔밥, 채식 국, 다양한 나물 요리, 샐러드까지... 채식의 세계는 정말 무궁무진했다. 이 요리들을 참고해서 양파 비빔밥이나 버섯 미역국 등 새로운 요리에 하나씩 도전하고 있다. 아침엔 차례로 유산균과 차, 채소 스무디, 과일을 먹고, 점심과 저녁엔 고구마나 과일, 현미밥 위주의 채식 식사를 한다. 갈피를 못 잡던 식사가 현미밥에 국, 나물, 김, 쌈 채소로 고정되니 여러모로 편하다. 양념도 간장, 된장, 소금, 식초, 레몬즙, 매실청에 약간의 고춧가루와 기름 정도만 쓰고 있다.

스무디는 여러 채소를 끓는 물에 한 번 살짝 데친 후 기름을 넣어서 먹어왔는데, 이제 기름 대신 강황 가루와 비타민C를 넣는다. 또, 셀러리가 건선이나 한포진 같은 피부 질환에 효과적이라 해서 물 대신 셀러리 주스를 넣기 시작했다. 그동안 공부한 것들을 조합해서 나만의 치유식을 만들어 나가고 있는 셈이다.

문제는 밥을 두 공기 먹고도 너무 허기져서 고구마를 또 먹는다는 것이다. 자연식물식 초기엔 이런 공복감을 느낄 수 있다고 해서 일단 배부를 때까지 맘껏 먹긴 하는데, 한 편으론 걱정도 된다. 이렇게 많이 먹어도 괜찮은 걸까?

6시쯤 저녁 식사를 마치고 나서 캐모마일이나 루이보스같이 카페인 없는 허브차를 제외하고는 아무것도 먹지 않는다. 밤 10시에 칼같이 자려면 저녁 식사 이후 공복 유지가 중요하다. 10시에 자기 위해 9시 반부터 준비해서 누우면 그대로 곯아떨어져 아침까지 숙면한다. 중간에 깨서 긁지 않을 정도로 두피 가려움이 많이 좋아진 것이다. 이렇게 잘 먹고 잘 자니 건선뿐만 아니라 컨디션도 점점 좋아지는 걸 느낀다. 자고 일어나면 배게 위에 수북했던 각질이 많이 줄었고, 몸도 가볍게 느껴진다. 아직 좀 더 지켜봐야겠지만, 지금까지 했던 시도 중 자연식물식이 가장 예감이 좋다.

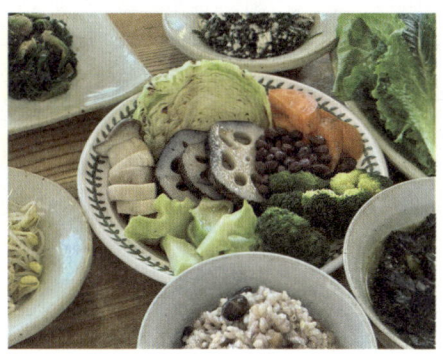

🧅 군시의 한 마디

나에게 맞는 식단을 찾았다면 꾸준히 실천할 수 있도록 나만의 루틴을 만드시는 걸 추천해요!

치유 시작 2달째
라이프 스타일의 변화

　　　　어느새 치유를 시작한 지 두 달이 되었다. 채소 스무디를 너무 많이 먹어서 설사하거나 너무 허기져 과식한 적도 있으나 이런 시행착오는 점점 줄어들고 있다. 이젠 적당히 먹으면 포만감이 들고, 스무디도 적정량을 찾았다. 그래도 치유 초반보다 많이 먹는데, 이상하게 몸은 점점 더 가벼워지고 있다.

　　　　자연식물식 관련 책도 꾸준히 읽고 있다. 「몸에도 미니멀리즘」, 「요리를 멈추다」, 「아무튼 비건」 같은 책들을 통해 자연식물식은 단순한 식사법이 아니라 하나의 라이프 스타일이라는 것을 알게 되었다. 아직 자연식물식을 한 지 3주밖에 되지 않았지만, 어쩐지 이해할 수 있을 것 같다. 나 또한 간소화된 식사를 하면서 생활방식이 달라지고, 식사와 삶을 바라보는 관점도 같이 변하고 있던 것이다.

　　　　아침마다 마시는 채소 스무디엔 시금치, 양배추, 당근, 브로콜리, 케일, 셀러리즙, 레몬즙이 들어간다. 다 몸에 좋은 것들이라 하나라도 빠지면 뭔가 섭섭하다. 식사는 현미밥에 된장국이나 미역국을 기본으로 배추 양파 버섯볶음, 연근 들깨 무침, 도토리묵, 두부 부침, 숙주나물, 채소 샤브샤브, 오이무침, 채소 카레, 무콩나물, 부추 무침, 애호박 전, 양배추 쌈, 채소 비빔밥 등 다양한 채식 요리를 먹는다. 새로운 메뉴가 필요할 땐 채식 요리 블로그나 [이렇게 맛있고 멋진 채식이라면] 같은 레시피북을 참고한다.

하루에 엄청나게 많은 채소를 먹다 보니 매일 장을 보고 요리를 해야 하지만, 엄마가 많이 도와주셔서 생각보다 수월하게 하고 있다. 사실 엄마도 당화혈색소 수치가 높아 식단 관리 중이긴 했다. 그래도 '자연식물식'이라는 낯선 식단에 함께 뛰어들어줘서 감사할 따름이다. 나물 요리에 익숙한 엄마가 아니었다면 시작하는데 애를 좀 먹었을 것 같다. 엄마는 입맛이 까다로운 아빠 덕분에 나물 요리를 잘하게 되었다며 공로 아닌 공로를 아빠에게 돌렸다. 이렇게 요리 솜씨가 뛰어난 엄마의 손맛과 나의 입맛이 합쳐져 모든 음식을 맛있게 싹싹 긁어먹고 있다.

이렇게 먹으니 언제 변비였냐는 듯 화장실을 너무 잘 간다. 하루에 3번 간 적도 있다. 눈도 밝아졌다. 쉴 동안 라식 수술을 받아보려고 병원에 갔는데 시력이 너무 좋아서 수술을 거부당한 것이다. 그동안 눈에 좋은 블루베리나 키위를 많이 먹어서 그런 것일까 궁금해졌다. 어쨌든 비싼 라식 수술 비용을 아낄 수 있어서 기분이 좋았다.

주기적으로 찾아오던 우울감이나 무기력증도 많이 없어졌다. 아침에 눈을 뜨면 의욕이 샘솟고, 시종일관 활기가 돈다. 뻣뻣해서 안 되던 요가 동작이 어느 순간 되었고, 앉았다 일어나면 어지러웠던 증상이 감쪽같이 사라졌다. 달리기도 매일 신기록 갱신 중이다. 다시 달리기 시작했을 땐 3km도 힘들었는데 이번 달 마라톤에선 10km를 뛰었다. 채식하니 땀 냄새가 옅어져 쾌적하게 운동하는 중이다.

살도 두 달 만에 7kg이 빠져서 전에 입던 옷들이 헐렁해졌다. 전에 절식 다이어트할 때도 빠르게 빠졌으나 그때와는 완전히 느낌이 다르다. 그땐 항상 굶주리고 예민했는데 지금은 배가 든든하고 힘이 넘친다. 가장 기쁜 건 건선이 있다는 걸 잊을 정도로 가려움이 줄어든 것이다.

그러나 딱 한 가지가 마음에 걸렸다. 바로 현미밥과 고구마 과다 섭취! 그래서 동네 내과에서 혈액 검사를 받아봤다. 걱정이 무색할 만큼 모든 수치가 정상 범위 내였고, 특히 나쁜 콜레스테롤이라는 LDL 콜레스테롤 수치가 낮아져서 안심되었다. 한 자리 수였던 비타민D 수치도 30까지 올랐다. 혈당도 3개월 전에는 95로 약간 높았는데 이번엔 78이 나왔다. 단백질 수치도 우수해서 녹말 중심의 자연식물식을 해도 건강하기만 하다는 걸 눈으로 확인했다. 혹시 알레르기가 있는 음식이 있을까 해서 지연성 알레르기 검사도 했는데 아무것도 나오지 않았다. 덕분에 채소 가려 먹을 걱정이 조금 줄었다.

몸과 마음이 건강해지니 자신감이 생겼다. 친구가 프리 다이빙을 같이하자고 권유했을 때 예전 같으면 포기했을 텐데 이번엔 도전해보기로 했다. 수영장에만 다녀오면 건선이 더 심해졌기에 별명이 물개일 정도로 물을 좋아하면서도 하지 못하고 있었다. 다행히 수영을 다녀와서 크게 간지럽지 않았다. 질병으로부터 자유로워 진다는 게 어떤 것인지 점점 체감되기 시작했다.

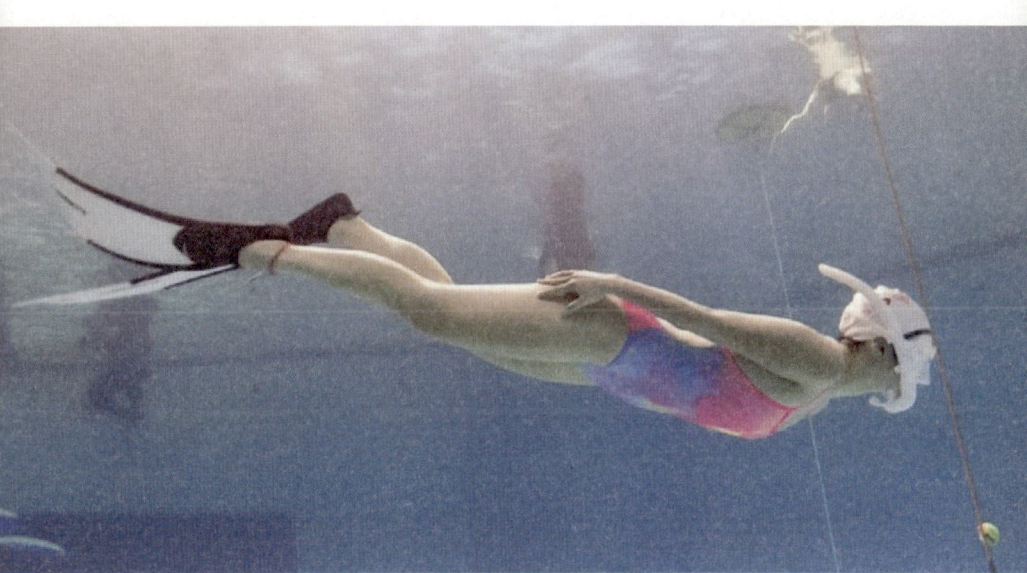

> 🍉 **코치의 한 마디**
>
> 나에게 맞는 방향대로 잘 치유하고 있다면 염증이 빠지면서 건선뿐 아니라 다른 증상도 같이 좋아질 확률이 높아요! 건강 상태가 전반적으로 잘 개선되고 있는지 같이 확인해주세요~

치유 시작 3달째
몸부터 마음까지 치유

　　　아침마다 마시던 채소 스무디를 줄이고 대신 과일을 먹기 시작했다. 셀러리 주스가 들어간 스무디의 효과는 확실했으나 맛이 너무 끔찍해서 아침에 눈을 뜨기가 두려울 정도였기 때문이다. 동생과 함께 숨을 참으며 스무디를 마시곤 했으나 결국 동생이 먼저 포기를 선언했다. 나는 포도나 사과 같은 과일로 입가심해가며 마셨다. 하지만 이제는 이렇게까지 먹지 않아도 괜찮겠다는 생각이 들어 과일의 비중을 늘렸다. 원래도 과일을 좋아하는 데다 간편하기까지 해서 아침이 훨씬 즐거워졌다. 주로 귤, 사과 같은 과일을 먹는데, 가벼우면서도 스무디보다 든든해서 아침 운동 전에 먹고 나가면 딱 좋다.

　　　어쩔 수 없이 밖에서 먹어야 할 땐 고구마와 두유, 과일을 챙겨 나간다. 보통 저녁에 이것들만 먹어도 적당히 든든하다. 예전 같았으면 쳐다보지도 않았을 채소 반찬들이 달게 느껴진다. 정말 별 것 아닌데도 쌈 싸 먹으면 어쩜 그리 맛있는지 신기할 따름이다. 건선만 나으면 피자, 짜장면, 햄버거 같은 음식들을 실컷 먹으리라 다짐했건만, 지금은 별로 먹고 싶지 않다. 2개월 전의 내 입맛과 너무나 달라져서 나도 놀라울 뿐이다.

입맛의 변화만큼 몸의 변화도 엄청나다. 일단 건선의 기복이 줄고, 건선 부위가 훨씬 작아졌다. 예전에 재택근무할 땐 뒤통수를 하도 긁어서 책상 위나 방바닥 어디를 둘러보아도 하얀 각질로 가득했다. 치워도 치워도 무한 증식하는 각질에 어느 순간 청소마저 포기했다. 그런데 지금은 잘 긁지도 않고 각질도 줄어서 주변이 깔끔하다. 간지러움이나 각질이 완전히 사라진 건 아니었지만, 더 이상 일상생활이 고통스럽지 않다.

피부도 한결 매끄러워졌다. 요즘 피부 컨디션은 정말 차원이 다르다. 로션이나 보습 크림을 자주 바르는 것도 아닌데 전처럼 피부가 트기는커녕 광이 난다. 내 볼을 만져본 사람들은 다 왜 이렇게 보송보송하고 부드럽냐고 놀란다. 그럴 때마다 비결은 먹는 것이라고 이야기한다.

휴식기 심박수도 낮아졌다. 심박수가 낮다는 것은 심장이 한 번 펌프질 할 때마다 혈액을 멀리멀리 쭉쭉 보낼 수 있을 정도로 강하고 기능이 좋다는 뜻이다. 그래서 보통 휴식기 심박수가 낮을수록 심장 및 심혈관 건강이 좋다고 한다. 퇴사한다고 가장 스트레스가 많았던 달에 심박수가 가장 높았고, 치유를 시작하면서부터 심박수 그래프가 궤적을 그리며 낮아졌다. 마라톤 선수들의 심박수가 1분에 30~50bpm이라고 하는데, 내 심박수는 48bpm이었다. 심박수가 낮아져서 그런지 요새는 예전처럼 불안하거나 우울하지 않다.

손톱을 물어뜯는 버릇도 고쳤다. 예전엔 불안할 때마다 손톱을 잘근잘근 씹는 통에 손톱이 남아나질 않았다. 길고 예쁜 손톱 좀 가져보고 싶어 물어뜯기 방지용 매니큐어나 두꺼운 젤 네일 같은 것도 시도해봤지만 뒤돌아서면 다시 손톱을 씹고 있었다. 불안이 심할 땐 손톱 밑에서 피가 나도록 짧게 물어뜯어야 직성이 풀렸는데 지금은 언제 그랬냐는 듯 예쁘게 잘 기르고 있다. 볼 때마다 아주 뿌듯하다.

    달마다 나를 괴롭히던 생리통도 사라졌다. 생리 전 식욕이 왕성해지는 것은 여전했으나 생리통 때문에 진통제 8알씩 먹었던 걸 생각해보면 정말 놀라운 변화다. 거기다 시커먼 덩어리 혈이 와르르 쏟아지기도 했는데 지금은 덩어리 혈이 눈에 띄게 줄었다. 생리 기간도 약간 짧아져 편하다. 전에는 생리 기간만 되면 너무 피곤해서 운동은 꿈도 못 꿨는데 지금은 아무렇지 않게 잘만 운동한다. 자연식물식 시작하고 한동안 생리를 하지 않아 좀 걱정했으나 이젠 몸도 적응했는지 원래 주기로 다시 돌아왔다.

    살이 8kg씩 쑥쑥 빠지는 것도 신기하다. 다이어트는 '식이'가 8할이라고 할 정도로 식습관이 중요한 것은 알았지만 이렇게 배부르게 먹고도 많이 빠질 줄 전혀 몰랐다. 다이어트를 한다기보다 그냥 일상 생활하는 느낌이었는데 이렇게 잘 빠지다니 일거양득이다. 「다이어트 불변의 법칙」의 저자 하비 다이아몬드에 따르면, 음식은 '마른 장작'과 같고 운동은 '부채'와 같다. 부채질을 하지 않더라도 마른 장작에 불을 붙이면 금세 잘 탄다. 그러나 건강한 음식 습관에 약간의 운동까지 더하면 마치 마른 장작에 부채를 부치는 것 같이 최강의 효과가 나타나게 된다.

몸의 변화도 크지만, 더 주목할 만한 변화는 바로 마음의 변화다. 음식이 단순해지니까 삶도 따라서 단순해진다. 물질적인 것뿐만 아니라 정신적인 것도 포함한다. 부정적인 것들과는 거리를 두게 되고, 나를 성장시킬 수 있는 긍정적인 것들에 더 집중하게 된다. 이 모든 것들이 하나씩 쌓이며 나를 점점 더 아끼고 사랑하게 된다. 완벽하지 않아도 괜찮으며, 나라는 사람 자체가 귀하고 소중하다는 것을 깨닫는다. 왜 나는 지금까지 이렇게 나를 사랑하지 못했을까? 나는 더 나은 내일을 위해 치열하게 노력하는 멋진 사람인데. 이전엔 느껴본 적 없는 자애심과 자신감이 매일매일 샘솟는다. 이런 내면의 변화가 자연식물식을 하면서 얻게 된 가장 좋은 점 중 하나라고 생각한다.

내 삶이 증거 그 자체라서 자연식물식에 대해 더는 의구심을 갖지 않지만, 단점 아닌 단점이 있기는 하다. 입맛이 예민해져서 바깥 음식이 너무 자극적으로 느껴진다는 것이다. 몸도 예민해져서 외부 음식이나 가공식품을 먹으면 곧바로 뾰루지나 변비 같은 증상으로 티가 난다. 또, 채소 스무디를 과하게 마시면 몸이 약간 냉해지고 가끔 묽은 변을 본다. 스무디를 줄이고 실온의 채소와 과일을 먹었더니 많이 좋아졌다.

마지막 단점은 가리는 음식이 많아져 주위의 배려가 필요하다는 것이다. 그럴 때마다 너무 미안해하거나 죄책감 느끼지 않으려고 한다. 치유가 최우선이기도 하고, 자연식물식은 지구에 사는 모두를 위하는 길이기도 하니까. 한국에도 건강한 채식 식당이 점점 많아지고 있어 다행이다. 그리고 늘 나를 배려하여 비건 식당을 우선으로 고르는 가족과 친구들에게 깊은 감사를 느낀다. 자연식물식을 하면서 내 주위에 소중한 사람들이 얼마나 많은지 다시금 깨닫는다.

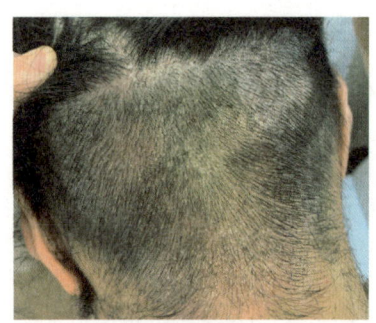 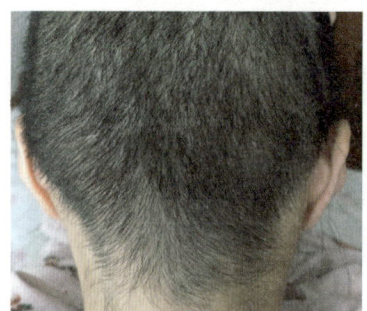

자연식물식 전 　　　　　　　자연식물식 후

내 인생을 망치러 온 나의 구원자, 건선아 안녕!

놀라운 일이 벌어졌다. 치유가 시작된 지 3개월이 지나자 영원할 것 같았던 불청객, 건선이 사라진 것이다. 더 이상 간지럽지도, 각질이 나오지도 않는다. 샤워하고 나면 뽀송뽀송하기만 하다. 꼭 꿈을 꾸는 것 같다. 처음엔 쾌적함이 낯설었으나 지금은 매일이 새롭게 짜릿하다. 내 인생에 이렇게 건강한 적이 또 있을까 할 정도로 신체적, 정신적으로 힘이 넘친다.

건선 치유 초반에 너무 힘들 때 엄마에게 "엄마, 이렇게 해서 정말 나을 수 있을까?"라고 푸념한 적이 있었다. 그때 엄마는 "노력은 배신하지 않아. 두고 보렴."이라고 하셨다. 그 말이 주는 묵직한 힘에 용기를 얻었는데, 역시 엄마의 말이 맞았다. 건강 회복을 위해 몸과 마음을 다 바쳐 노력했더니 딱 3개월 후 그토록 소원하던 결실로 돌아왔다. 세상에서 몸만큼 정직한 게 없다는 말을 가슴 깊이 이해할 수 있었다.

3달간 총 9kg이 빠지면서 날씬하고 균형 잡힌 몸까지 가지게 되었다. 늘 튼실한 허벅지 때문에 고민이었는데 전에 입던 바지가 넉넉해졌다. 다이어트는 무조건 독하게 해야만 성공하는 줄 알았다. 그런데 건강하고 맛있는 음식으로도 이렇게 살이 잘 빠지다니 지금까지 속고 살아 온 기분이다. 살이 빠지면서 체력이 더 좋아져서 프리 다이빙 자격증을 한 번에 땄다. 예전부터 해보고 싶었던 스튜디오 촬영도 했다. 자연식물식으로 치유하면서 느꼈던 긍정적인 신체 변화를 목록으로 정리해 보았다.

자연식물식 후 신체 변화

1. 건선 완치	6. 월경통 사라짐
2. 피부가 매끄러워짐	7. 만성 피로 사라짐
3. 안색이 밝아짐	8. 비염 사라짐
4. 소화가 잘되고 속이 편해짐	9. 변비 사라짐
5. 위염, 위경련 사라짐	10. 빈혈 사라짐

앞에서 강조했듯이, 마음도 변했다. 건선을 극복하면서 나는 전혀 다른 새로운 사람이 되었다.

자연식물식 후 내면의 변화

1. 맛만 있으면 된다.	→	맛있고 건강한 음식을 먹자!
2. 건강은 당연한 것		건강은 투자하는 것
3. 대충 산다.		나만의 원칙을 가지고 산다.
4. 주도권 없는 삶		주도권 가진 삶

스스로 건선을 치유한 것은 지금까지 내가 살면서 성취한 것 중 가장 자랑스럽고 멋진 일이다. 건선을 치유하는 과정을 통해 한 번도 제대로 마주한 적 없는 진짜 나를 마주했다. 내가 진짜 원하는 것이 무엇인지, 내가 어떤 사람이 되어야 할지 더 잘 알게 되었다. 나를 더 이해하고, 아끼고, 사랑하게 되었다. 어쩌면 그것이 단순히 건선을 치유하는 것보다 더 중요한 일일지 모른다.

겨울인데도 온 세상이 봄날처럼 따뜻하게 느껴진다. 모든 게 새롭고 아름답다. 세상을 다 가진 듯 찬란한 하루하루가 이어지고 있다. 건선은 6년간 나에게 정말 큰 고통을 안겨줬지만 어디서도 배울 수 없는 교훈도 선사해 주었다. 건강을 잃으면 모든 걸 잃는다는 것. 영원히 철없이 살 뻔했는데 그래도 건선 덕분에 조금이나마 철이 들고 성장할 수 있었다. 내 삶을, 나를 바꿔준 건선이 고마운 건 지금 내가 나았기 때문에 할 수 있는 말이겠지?

"내 인생을 망치러 온 나의 구원자 건선아,
잘 가라! 고마웠다! 다신 보지 말자~!"

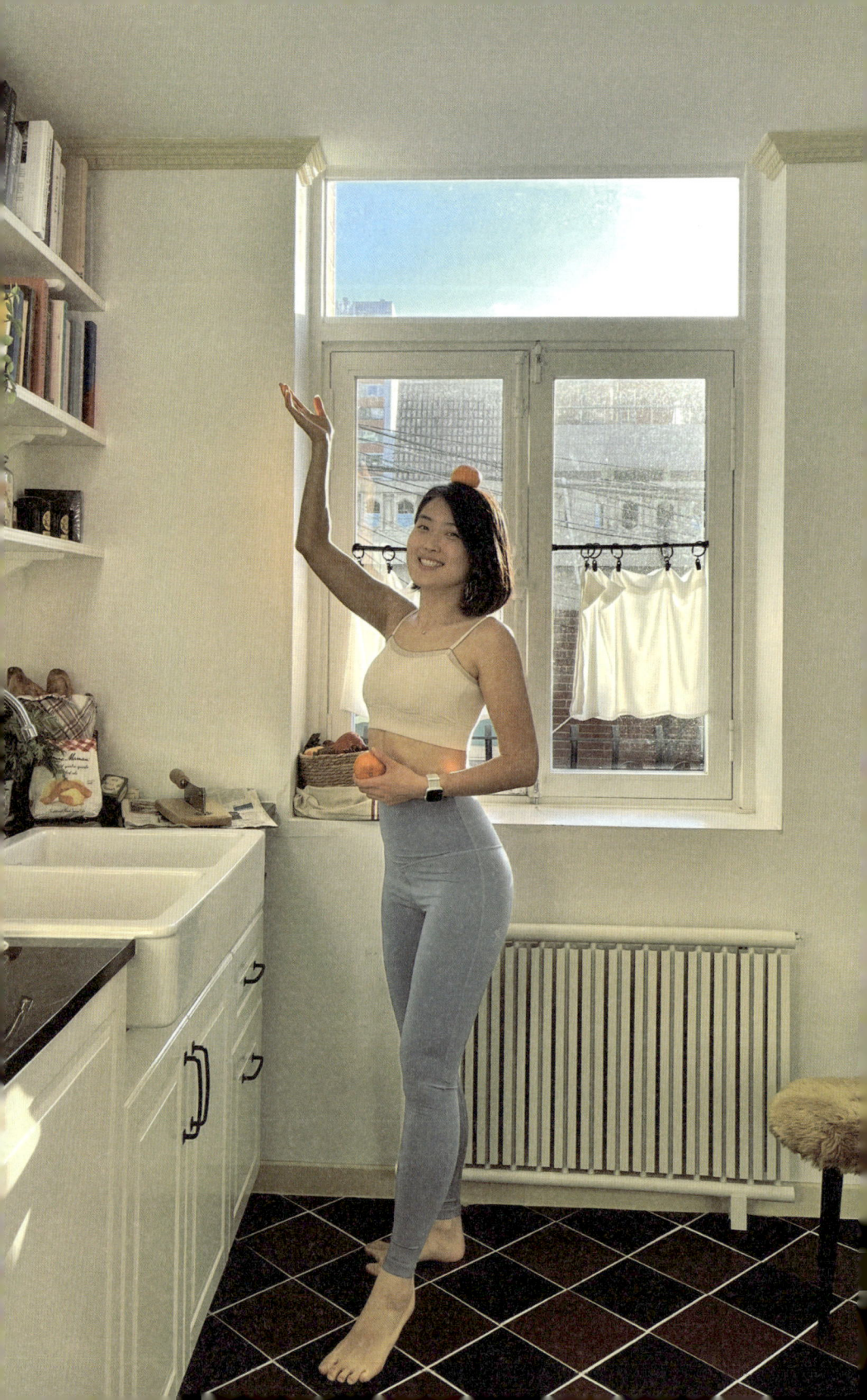

세 번째
치유를 넘어 성장으로

앞에서 인생은 새옹지마라고 했던 것 기억나시나요? 인생은 참 기묘하죠? 저를 죽음 직전까지 괴롭혔던 건선 덕분에(?) 저는 건선 치유 코치가 되었으니까 말이에요. 저는 건선으로 제 잠재력을 발견했고, 많은 사람들과 소통도 하고, 심지어 돈도 벌 수 있게 되었어요. 새옹지마 같은 제 이야기 좀 더 들어볼래요?

대성공이었던 첫 코칭

건강하게 나아서 하루하루 행복하게 살다가 문득 이 정보들을 저만 알기엔 너무 아깝다는 생각이 들었습니다. 아직도 세상엔 건선으로 고통받는 분들이 너무 많기 때문입니다. 그중 대다수는 여전히 건선을 불치병으로만 알고 치유할 엄두조차 내지 못하고 있었습니다. 이렇게 약에만 의존하는 현실이 안타까워서 식습관으로도 건강해질 수 있다는 걸 꼭 알려주고 싶었습니다.

당시 저는 제 동생의 손에 이끌려 한 독서 모임에 다니고 있었는데, 모임 주제가 '좋아하는 일로 수익화하기'였습니다. 더 이상 좋아하지도 않는 일을 억지로 하기 싫었던 저는 제가 뭘 정말 좋아하는지 깊이 고민했습니다. 제가 좋아하고, 세상이 필요한 일을 추려가다 보니 '식습관 코칭'이라는 것이 떠올랐습니다. 식습관을 코칭 한다니, 본 적도 없고 해본 적은 더더욱 없는 매우 낯선 일이었습니다. 그러나 꼭 해보고 싶고, 잘 할 수 있을 것 같다는 생각이 들었습니다. 마침 모임장께서 요새 식습관이 엉망이라 코칭이 필요하다고 하셔서 얼떨결에 첫 수강생으로 코칭을 시작하게 되었습니다.

그녀의 경우 건선은 없었지만 심한 우울감에 배달 음식으로 끼니를 때우고, 자는 시간도 불규칙했습니다. 현 상태에서 100% 자연식물식은 무리일 것 같아 우선 배달 음식 줄이는 것을 목표로 식습관을 하나씩 개선해나갔습니다. 코칭은 하루 동안의 식사와 운동, 수면 시간을 적은 식단 일기를 주시면 매일 피드백을 드리는 방식으로 진행되었습니다. 일주일에 한 번 화상으로도 이야기 나누며 밀착 관리했습니다. 첫 코칭이다 보니 잘하고 있는 것인지 확신할 순 없었지만, 그저 할 수 있는 최선을 다했습니다.

그렇게 코칭을 시작한 지 3주가 지나자 그녀에게 놀라운 변화가 일어났습니다. 배달 음식을 줄이고 제대로 된 식사를 하게 되자 무기력증에서 벗어나 활기를 찾게 되신 것입니다. 지나치게 길었던 수면 시간도 규칙적으로 바뀌었습니다. 생각보다 빠른 변화에 제가 더 놀랐습니다. 이게 다 코칭 덕분이라고 감사 인사를 하셨을 때 지금까지 일하면서 한 번도 느껴본 적 없었던 엄청난 희열과 보람이 파도처럼 밀려왔습니다.

첫 코칭 프로그램을 오픈하다

첫 수강생의 성공에 자신감을 얻어 식습관 코칭 프로그램을 만들었습니다. 이번에는 식단 일기 전자책과 식습관 가이드북, 레시피북까지 조금 더 철저하게 준비했습니다. 상세 페이지 쓰는 법을 공부해서 인스타그램과 블로그에 모집 글도 작성했습니다. 만반의 준비를 했으나 막상 모집할 때가 되자 너무나 떨렸습니다. 아직도 그때의 떨림이 생생하게 느껴질 정도입니다. 다행히 블로그에 글을 올리자마자 순식간에 4명이 신청하여 모집 완료되었습니다.

코칭은 비슷한 방식으로 진행되었습니다. 수강생들이 매일 식단 일기를 보내주시면 제가 1:1 맞춤 코칭을 드렸고, 코칭 받는 분들끼리 모여있는 단톡방도 만들었습니다. 날마다 소통하고 일주일에 한 번씩 [1]줌으로도 만나니 정말 가족보다 더 가까이 지내는 느낌이었습니다.

중요한 건 코칭이 생각보다 훨씬 재밌었다는 것입니다. 최악의 식습관과 최고의 식습관을 모두 경험한 저는 참여자들의 식습관 중 어떤 부분이 문제가 되는지 바로 보였습니다. 그 부분을 함께 고

---

1 화상회의 어플

민하고 변화시켜나간다는 점이 짜릿하게 느껴졌습니다. 실제로 2주가 지나 중간 점검을 할 때 "저 정말 많이 달라졌습니다!! 신기하네요", "저도 눈에 띄게 달라진 부분이 많아요!"라고 하셔서 감격의 눈물이 터졌습니다. 첫 코칭이라 알게 모르게 부담이 많이 되었는데, 그 한마디에 엄청난 안도감을 느낄 수 있었습니다.

그렇게 4주가 지나고 변화는 더 뚜렷해졌습니다. 참여자 대부분 체중과 붓기가 줄고 컨디션이 좋아졌습니다. 무기력증에서 벗어나 일을 다시 시작하면서 코칭 프로그램을 조기 수료하신 분도 계셨습니다. 밥 먹듯 왔던 위경련과 과민성 대장 증후군이 사라지기도 했습니다. 이렇게 좋은 결과들을 보자 제가 가진 전부를 쏟아 넣으며 고군분투한 시간이 모두 보상받는 기분이었습니다. 이후 코칭 프로그램의 스텝이 되셨던 하은님의 후기가 아직도 기억에 남습니다.

"코치님을 만나 몇 명의 사람들의 인생이 바뀔지 기대가 된다. 코치님이 더 널리 알려져 많은 사람이 변화의 짜릿함을 느끼길 바란다."

첫 수강생으로 정말 좋은 분들을 만나게 되어 참 감사합니다. 이분들 덕분에 앞으로 나아갈 힘과 용기를 얻을 수 있었습니다. 저의 초창기를 함께 해준 이들은 단순한 수강생이 아닌 동료와 같은 분들로, 지금까지도 연락하며 가까이 지내고 있습니다.

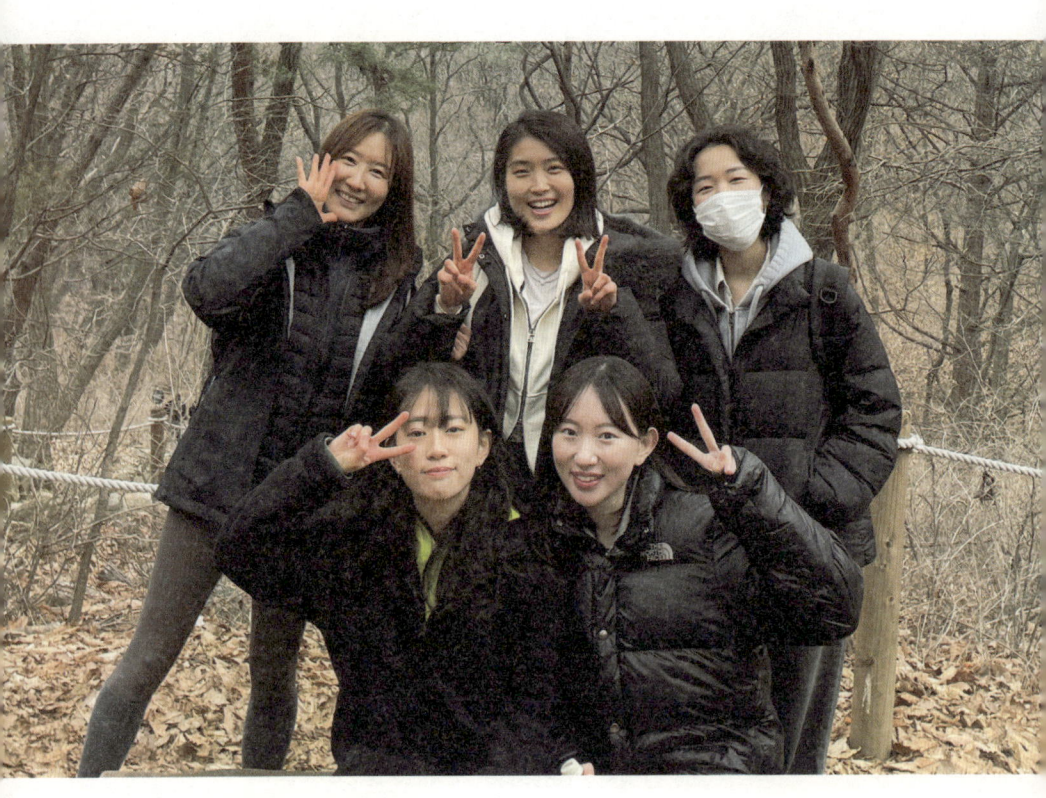

치유를 넘어 성장으로

초심자의 운에 속아 넘어가다

첫 코칭 프로그램을 성공적으로 마치고 자신감을 얻어 2기는 유료로 오픈하게 되었습니다. 유료임에도 불구하고 원래 신청 인원이었던 10명에서 무려 3명이 더 신청하여 초과 모집되었습니다. 시작한 지 두 달 만에 좋아하는 일로 수익화에 성공한 것입니다. 회사 밖에서 온전히 내 힘으로 돈을 벌 수 있다는 사실이 놀랍고 기뻤습니다.

매일 1:1 코칭하랴 콘텐츠 만들랴 눈코 뜰 새 없이 바빴지만, 그래도 가슴 벅차고 행복했습니다. 인생을 바꾸는 변화를 만들어 나간다는 자부심이 있었고, 등 떠밀려 참여한 몇 분을 제외하고는 다들 열심히 실천하셨기 때문입니다. 코칭을 하면서 어떻게 하면 이분들이 좀 더 쉽고 즐겁게 참여하실 수 있을지 끊임없이 고민했습니다. 프로그램이 끝나도 혼자서 지속할 수 있도록 참여자분들께 지속에 관한 질문을 계속해서 던졌습니다. 이 과정에서 저도 자연식물식을 좀 더 쉽게, 오래 하는 방법을 많이 터득할 수 있었습니다.

4주 후 한 참여자의 가슴 건선 부위가 옅어지고 간지러움이 사라졌습니다. 코칭 후 첫 건선 환우였기에 더욱 의미 있는 결과였습니다. 그 외에도 변비, 만성 피로, 소화 불량이 사라진 분들이 많아 식습관이 건강의 핵심이라는 것을 다시금 깨달을 수 있었습니다. 그 사이 온라인 식습관 강의도 하고 좋은 후기도 많이 남겨주셔서 3기 모집은 크게 걱정하지 않았습니다.

그러나 3기의 모집 결과는 처참했습니다. 2기까지 모집이 잘 된 것은 소위 말하는 '오픈 빨'이자 '초심자의 운'이었던 것입니다. 재참여하시는 2분 외 신규 신청은 단 한 건도 들어오지 않았습니다. 마음이 급해진 저는 헬스장을 운영하는 지인과 협업하여 겨우겨우 2명을 더 모을 수 있었습니다. 간신히 시작한 만큼 3기도 즐겁게 하긴 했지만, 현실과 이상의 괴리에 좌절하게 되는 것은 어쩔 수 없었습니다.

모집을 위해 카드 뉴스 같은 콘텐츠를 열심히 만들었는데도 반응은 시원찮았습니다. 여전히 인스타그램 팔로워 수는 300명대에서 멈춰있었고, 여기서 뭘 어떻게 더 해야 할지 막막하기만 했습니다. 어차피 모집 안 될 것이 뻔한 4기는 잠시 접어두고, 부모님이 지으신 시골집에서 농사를 지어야 할까를 진지하게 고민하기도 했습니다.

숏폼에 올라타다

한창 고민하던 때 우연히 '선가이드'라는 분을 만나게 되었습니다. 이분은 '숏폼' 전문가로, 숏폼을 더 잘할 수 있게 도와주시는 분이었습니다. 숏폼이란 인스타그램의 릴스, 유튜브의 쇼츠, 틱톡 등 SNS에 올리는 1분 이내의 짧은 세로형 영상을 말합니다. 지금은 누구나 숏폼을 알지만, 당시만 하더라도 그렇게 유명하지 않았습니다. 그래도 어디서 릴스가 효과적이라는 걸 듣고 영상 편집을 시도했으나 익숙하지 않아 어려움을 겪고 있었습니다. 간신히 올리더라도 매우 짧고 간단한 레시피 영상만 올렸습니다.

그러나 선가이드님과 이야기를 나눈 후 숏폼을 각 잡고 제대로 해봐야겠다는 생각이 들었습니다. 숏폼이 대세가 될 거라는 수많은 증거를 보았기 때문입니다. 감사하게도 유료 전자책을 선물로 주시고 코칭까지 해주셔서 생각보다 수월하게 시작할 수 있었습니다. 전자책에 나오는 가이드에 따라 서툴게나마 영상을 만들어 인스타그램에 올렸습니다. 처음에는 어색했지만 만들다 보니 점점 재밌어졌습니다. 그렇게 영상을 하루에 하나씩 올린 지 일주일 정도 되었을 때 갑자기 한 영상의 조회 수가 기하급수적으로 오르기 시작했습니다. 1만 언저리였던 조회 수가 어느 순간 5만, 30만, 50만이 되더니 팔로워도 미친 듯이 따라 늘기 시작했습니다. 소위 알고리즘의 간택을 받은 것입니다.

처음엔 이게 뭐지? 싶어서 얼떨떨하기만 했습니다. 스무살부터 인스타그램을 했지만 이런 적이 한 번도 없었기에 당황스럽기까지 했습니다. 영상에 달리는 엄청난 댓글과 쏟아지는 DM, 시시각각으로 울리는 좋아요, 댓글, 팔로워 알림이 제 혼을 쏙 빼놓았습니다. 앱을 들어갈 때마다 수백 명의 팔로워가 새롭게 늘어있었습니다. 거의 모든 댓글과 DM에 열심히 답변했으나 갑자기 많은 사람의 관심을 받으니 영상을 만들어 올리기가 조심스러워졌습니다.

일주일 동안 어떻게 생활하고 잠은 어떻게 잤는지 기억이 잘 나지 않습니다. 자다가도 벌떡 깨서 핸드폰을 확인할 정도로 흥분이 가라앉지 않았고, 모든 게 꿈만 같았습니다. 그 와중에 악성 댓글이 달려 선가이드님께 고민 상담을 받기도 하고 마음을 가라앉히기 위해 철학책을 읽기도 했습니다. 그러나 하루에 2~3천 명씩 팔로우가 느는 상황에선 그 무엇도 저를 진정시킬 수 없었습니다. 4개월 동안 300명대에 지지부진하던 팔로워 수가 눈 깜짝할 새 만 명이 되었습니다. 문자 그대로 하루아침에 인플루언서가 된 것입니다.

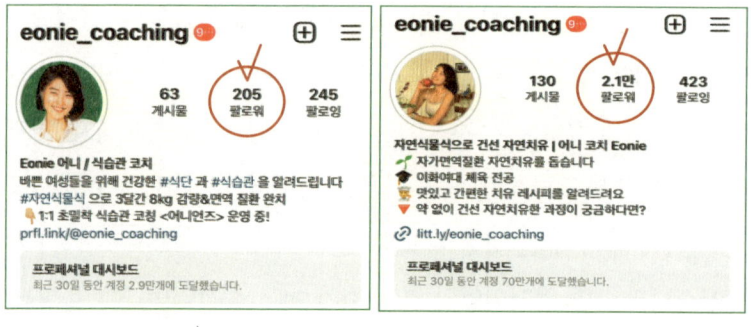

인플루언서가 되고 나서

영상 하나가 크게 터지자 그다음 영상이 부담으로 다가왔습니다. 그래도 잘하려는 욕심을 내려놓고 꾸준히 올렸습니다. 스토리나 댓글, DM으로 소통도 열심히 했습니다. 그렇게 2달 반이 지나자 3만이 넘는 분들이 저를 팔로우해주셨습니다. 꿈에서도 상상하지 못한 일이라 여전히 얼떨떨한 상태였습니다.

동시에 기쁘고 감사하기도 했습니다. 먹는 것으로 치유할 수 있다는 희망의 메시지를 꼭 전하고 싶었는데, 릴스를 통해 최소 500만 명에게 전달되었기 때문입니다. 릴스가 아니었다면 이렇게 빨리, 많은 분께 닿기는 어려웠을 겁니다. 진심을 전하니 따뜻한 응원을 보내는 팬들이 생겼습니다.

"모든 인스타 중 제일 도움 되고 와 닿아요.",
"밝게 웃으시는 모습 너무 좋아요!"
"레시피 잘 보고 있어요. 정말 감사드립니다."
"지속할 힘을 주셔서 감사합니다!"

이런 메시지를 받을 때마다 이 일을 시작한 이유를 떠올리며 힘을 낼 수 있었습니다. 식단을 따라 치유를 시작하셨다는 분들도 나타나면서 매일매일 보람차고 행복했습니다. 팔로워분들과 더 가까워지고 싶어 '어니 코치'를 따서 '어니언'이라는 팔로워 애칭도 지어 드렸습니다.

팔로워 수가 커진 만큼 이벤트 규모도 커졌습니다. 팔로워 만 명 기념 온라인 식습관 강의에 무려 450명이라는 대인원이 신청해주신 것입니다. 강의 당일엔 100명 정도 참여하셨는데, 이렇게 많은 인원 앞에서 강의한 것은 이때가 처음이었습니다. 이렇게 많은 분이 관심을 주시며 3기에서 존폐 위기를 맞았던 식습관 코칭 프로그램도 심폐 소생하게 되었습니다.

또, 디엠을 통한 협찬이나 공동 구매 제안이 물밀듯 밀려왔습니다. 이전까지 인스타로는 공동 구매를 해본 적도, 사본 적도 없어서 굉장히 낯선 경험이었습니다. 콘텐츠 협업, 제휴 제의에, 광고 제안도 쏟아졌습니다. 그러나 받아서 가장 기뻤던 것은 강의 제안이었습니다. 광고나 공동 구매 제안은 대부분 거절했지만, 강의 제안만큼은 빠짐없이 수락했습니다. 직접 만나서 알려드리고 이야기 나누는 것은 언제나 환영이기 때문입니다.

이 밖에도 제가 좋아하는 연예인이나 유명 인플루언서가 저를 팔로우하기도 하고, 전혀 관련 없는 외부 모임에서 저를 알아보시는 분들이 생기면서 인스타그램의 힘을 체감할 수 있었습니다. 제 목소리에 귀 기울여주시는 어니언 덕분에 온라인에서 영향력이 조금씩 커지는 것도 느낄 수 있었습니다. 어느 순간부터 밖에서 명함 대신 인스타그램 계정으로 저를 소개하기 시작했습니다. 점점 콘텐츠를 올리는 것이 익숙해지고 어니언과의 소통이 자연스러워지며 인플루언서로서 정체성이 확고해져 갔습니다.

지금까지의 이야기

　　인플루언서가 되었다고 해서 일상이 크게 달라지진 않았습니다. 요리하고 운동하고 일하는 것은 똑같거든요. 다만 회사 다닐 때와 달리 기회와 제안이 많아지면서 제가 좋아하는 일 위주로 선택할 수 있다는 점이 달랐습니다. 집에서 일하다 보니 자연식물식 집밥을 계속 먹을 수 있다는 점도 좋았습니다. 이렇게 먹을 때 가장 건강하고 행복하기에 건선이 나은 이후로도 자연식물식 위주로 먹고 있습니다. 덕분에 지금까지 건선 재발 없이 건강하게 잘 지내고 있습니다.

　　코칭 초기엔 식습관을 중심으로 알려드렸는데, 호전 사례자 분들이 많이 생겨나자 자신감을 얻어 건선 치유에 좀 더 집중하기 시작했습니다. 좀 더 많은 분께 닿고 싶어서 유튜브, 틱톡도 시작했으며, 건선 환우들을 위한 네이버 카페도 열었습니다. 코칭 프로그램도 계속하여 온라인뿐만 아니라 오프라인에서 어니언을 만나기도 하고, 자연식물식 챌린지를 운영하기도 했습니다. 무료 강의와 콘텐츠를 통해 수천, 수만의 사람들에게 자연식물식을 전파하자 건선이 호전되셨다는 분들이 점점 더 많이 보이기 시작했습니다.

자연식물식을 좀 더 체계적으로 배우고 싶어 자연 요리 학원에 등록했습니다. 요리 수업은 처음이었지만 그동안의 요리 경험을 믿고 바로 자연 요리 지도자 자격증반에 들어갔습니다. 수업은 매일 손꼽아 기다릴 정도로 재밌었고, 자격증 시험도 한 번에 통과할 수 있었습니다. 수업에서 배운 요리는 하나도 빠짐없이 만들어보고, 필기를 만점으로 통과한 제 모습을 보면서 이 길이 정말 내 길이라는 걸 다시금 깨달을 수 있었습니다.

　　요리 수업을 보조하며 열심히 배우고 익힌 끝에 드디어, 제 요리 수업을 열게 되었습니다. 첫 수업 땐 너무 떨려서 심장이 입 밖으로 튀어나오는 줄 알았습니다. 지금도 요리 수업을 시작할 때면 늘 긴장되지만, 동시에 가장 좋아하는 시간이기도 합니다. 어니언과 함께 요리하고 맛있게 나눠 먹을 때가 가장 즐겁기 때문이에요. 오히려 제가 힘을 얻어갈 때가 더 많다고 느껴집니다.

앞으로 펼쳐질 이야기

건선 코칭부터 공동 구매와 증정 이벤트, 제품 제작과 온라인 강의까지 건선 치유에 도움이 된다고 생각했던 건 가리지 않고 다 했던 것 같습니다. 겁 많은 제가 하리라곤 상상도 못 했던 일들을 하게 되니 아직도 신기하기만 합니다. 이 모든 것들은 어니언과 가까이 지내며 자연스럽게 하게 된 것이지, 혼자였다면 시도할 생각조차 하지 못했을 겁니다.

즐겁게 일하면서 동시에 열심히 놀았습니다. 동생과 한 달짜리 유럽 여행을 가고, 필리핀과 도쿄로 프리 다이빙 투어를 떠나기도 했습니다. 물론 가서도 자연식물식 위주로 먹으며 건강하게 여행했습니다. 이렇게 시간을 자유롭게 쓰면서 원하는 곳에서 일할 수 있다는 것이 지금 하는 일의 가장 큰 매력 중 하나라고 생각합니다. 물론 회사 다닐 때보다 불안정한 면도 있지만, 회사라고 모두 안정적이지 않다는 걸 알기에 그저 감사할 따름입니다.

미지의 분야이다 보니 어려움과 시행착오도 있지만, 그만한 가치가 있는 일이라고 생각합니다. 저를 만나고 호전되셨다는 분들을 볼 때마다 가슴 속에서 뜨거운 무언가가 솟구치는 느낌이 듭니다. 이 일을 시작하고 누군가를 돕는 게 이렇게 행복할 수 있다는 사실을 처음 알았습니다. 아직도 건선으로 고통받는 환우들이 많고 공부할 것도 많아 갈 길이 멀지만, 이것만큼 보람차고 의미 있는 일이 또 없기에 앞으로도 힘이 닿는 한 최선을 다해 치유를 도와드리고 싶습니다.

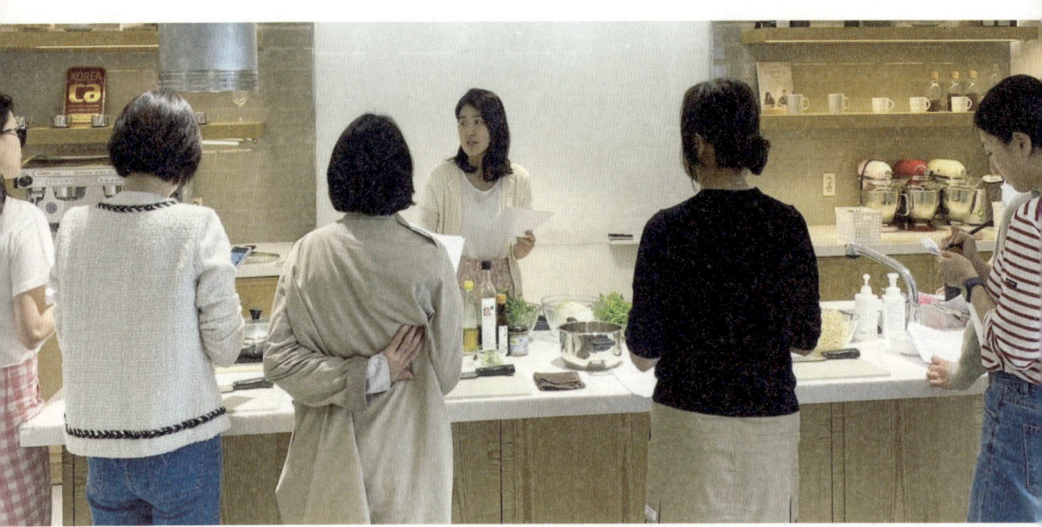

치유를 넘어 성장으로

어니 코치의 '달라진' 하루

Before	After
· 오후 12시 기상	· 오전 7시 기상
· 침대에서 핸드폰 하기	· 가벼운 스트레칭 후 명상
· 오후 2시 점심 식사	· 옥상 정원에 물 주기
· 오후 3시 침대로 복귀	· 아침 식사
· 넷플릭스 시청	· 오전 9시 아침 운동
· 오후 8시 저녁 식사	· 업무
· 오후 9시 유튜브 보기	· 오후 12시 점심 식사
· 오전 12시 야식 먹기	· 산책 및 집안일
· 잠들기 직전까지 웹툰 보기	· 업무
· 새벽 4시 취침	· 오후 6시 저녁 식사
	· 휴식
	· 감사 일기 작성
	· 마사지 및 스트레칭
	· 오후 10시 취침

네 번째
우리들의 건선 치유

어니 코치와 함께하며 치유를 경험하신 생생한 스토리를 담아보았습니다. 언제 읽어도 뿌듯하고 감사한 후기들입니다. 이 스토리들이 제가 코칭을 계속할 수 있는 원동력이 되기도 합니다. 혹시 이 글을 읽으며 부러움을 느끼신다면? 다음 치유 스토리의 주인공은 바로 여러분이*라는 사실을 기억해주세요.

애ㅇ님
나의 치유 스토리는
지금도 진행 중!

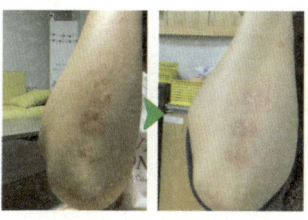

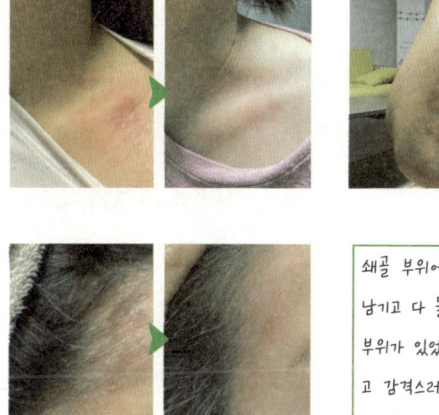

쇄골 부위에 있던 건선 한 개가 자국만 남기고 다 들어갔어요. 어깨에도 크게 세 부위가 있었는데 80%는 들어가서 신기하고 감격스러워요. 가려움이 사라지고 부위가 얇아져서 감사합니다.

    저는 9살에 건선이 발병해서 37년을 고생했어요. 아버지 쪽 유전으로 어깨, 쇄골, 팔, 두피 쪽에 건선이 있었는데 특히 헤어라인 쪽이 심해서 바람이 불면 건선이 보일까 봐 고개를 늘 숙여야 했습니다. 대학병원을 포함해서 서울, 소록도, 광주 등 전국에 내로라하는 피부과는 다 가봤는데 그때 먹었던 약이 너무 독해서 손, 발 껍질이 다 벗겨졌어요. 위도 아파 고생을 많이 했습니다. 한 번은 한약 먹고 건선이 다 들어간 적이 있었는데 1개월 만에 재발해서 다시 심해졌어요. 그 이후로는 그냥 보습 정도만 하고 피부를 달래면서 살아갔습니다. 전 두피건선이 제일 심했기 때문에 광선치료는 따로 받지 않았어요.

21살에 처음으로 건선이 전신으로 퍼졌는데, 음식을 조금 조심하니까 자연스레 좋아졌습니다. 근데 그때는 자연식물식을 모를 때였어요. 40세에 한 번 더 전신에 퍼졌을 땐 영양제를 피부에 마구 부으며 견뎠어요. 다행히 한 달 만에 호전되긴 했지만, 등짝, 팔꿈치, 어깨 등 곳곳에 건선이 남아 계속 저를 괴롭혔습니다. 이전의 경험으로 약은 먹지 않았고 그저 꾹 참고 견뎠습니다.

그러다 파가노 요법을 통해 음식으로 건선을 치유할 수 있다는 걸 알게 되었어요. 자료를 찾다가 어니 코치님을 만나 두 달간 자연식물식을 했는데 정말 놀라울 정도로 좋아졌습니다. 건선의 80%가 호전되어서 이제까지 한 치료 중에 제일 효과가 좋았어요. 쇄골과 어깨, 팔꿈치에 있던 건선이 자국만 남기고 다 들어갔고 두피도 더 이상 건조하지 않아요. 헤어라인의 건선도 다 사라져서 바람이 불 때 고개를 숙이지 않아도 되니 너무 행복합니다.

제 식습관을 말씀드리면, 오전에는 셀러리 주스와 과일을 먹고 점심과 저녁엔 주로 현미밥과 채식 국, 나물 반찬, 쌈 채소를 먹습니다. 직장을 다녀서 도시락을 많이 싸서 다녔고, 수면, 운동 같은 생활 습관도 잘 챙기려고 했습니다. 아직 건선이 20% 정도 남긴 했지만 완치하는 그 날까지 계속 자연식물식을 할 예정이고, 완치하고 나서도 꾸준히 하고 싶습니다.

원본 후기 글

승O님
자연식물식이 나를 살렸어요!

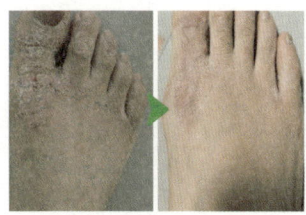 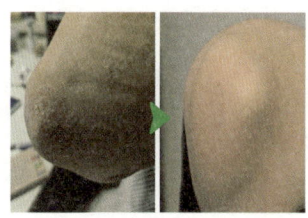

> 자극적이거나 기름진 육류를 먹으면 바로 피부에 반응이 오면서 가렵고, 각질이 생기길 반복했는데, 며칠 동안 자연식물식 위주로 행했더니 가려움이 많이 가라앉고 두피도 각질이 줄었어요. 자연식물식 최대한 지킬 수 있도록 앞으로도 노력하려구요!

저는 목 뒤에 조그만 건선이 시작이었어요. 괜찮아지겠지, 하고 안일하게 지내다 보니 5년이 쏜살같이 지나갔고 그사이 건선이 발가락, 복숭아뼈, 팔꿈치, 두피 등 여러 부위로 퍼지기 시작했어요. 피부과도 가봤지만 스테로이드를 장기적으로 복용하기는 너무 부담스러웠어요. 항히스타민제도 효과가 없는 것 같아서 결국 피부과를 멀리하기 시작했습니다. 2교대 근무를 하며 무너진 생활 패턴이 문제겠거니 싶어서 4년 넘게 다닌 직장을 그만뒀어요. 그저 잘 쉬고 잘 먹고 스트레스 없는 환경에서 지내면 좋아지지 않을까 했는데 직장을 나온 지 1년이 넘도록 나아지긴커녕 더 심해지기만 했어요.

한의원을 가야 하나 아니면 체질 검사를 해야 하나 고민을 하던 중에 우연히 인스타그램을 통해서 어니 코치님을 알게 되었습니다. 저보다 증상이 훨씬 심했음에도 불구하고 자연식물식을 통해 3개월 만에 치유했다는 글을 보고 '아, 이거다' 하며 바로 팔로우하고 지켜봤어요. 그 뒤로 식단 코칭 프로그램에도 지원하면서 어니 코치님과 함께 자연식물식을 시작하게 되었습니다.

    6주간 자연식물식을 하고 강의를 들으며 음식이 얼마나 건강에 영향을 미치는지 너무나도 크게 느낄 수 있었어요. 자극적이거나 기름진 육류를 먹으면 바로 피부에 반응이 오면서 가렵고, 각질이 생기길 반복했는데 통곡물과 채소 위주로 먹으니 가려움이 많이 가라앉고 두피 각질도 줄었습니다. 음식 하나로 건강이 좌지우지되는 것을 보며 식단의 중요성을 한 번 더 깨닫게 되었어요.

    코칭이 끝난 후에도 최대한 자연식물식을 하려고 했습니다. 완벽하겐 못해도 꾸준히 하니까 건선이 많이 좋아졌어요. 달리기를 시작한 것도 도움이 되지 않았나 해요. 셀러리 주스는 칼륨 수치 때문에 잠시 멈췄다가 다시 마시고 있는데 이것도 너무 좋아요. 앞으로도 자연식물식을 최대한 지킬 수 있도록 노력하려 합니다.

원본 후기 글

다ㅇ님
모든 길을 돌고 돌아
결론은 자연식물식!

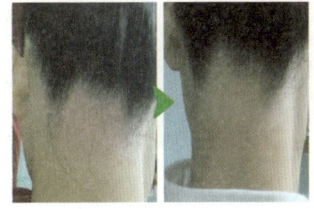

정말 다양한 방법을 수없이 시도했어도 좋아지지 않았는데, 드디어 좋아졌습니다. 그것도 완전히 극적으로요! 정말 너무 신기하고 놀랍고 좋아서 며칠을 기분이 붕붕 떠있었습니다. 비싼 화장품, 비싼 약 다 필요 없네요. 20년도 넘은 건선인데 한 달 반만에 생긴 변화예요.

저는 고3 때 스트레스로 종일 앉아서 열심히 먹었더니 살이 7kg가 찌면서 두피에 건선이 생겼어요. 목까지 내려온 두피건선은 너무나 가려웠고 긁을 때마다 각질이 정말 많이 떨어졌습니다. 검은색 옷도 못 입고 머리도 못 묶고 심지어 단발로 자르지도 못했어요. 정말 어디를 가든 항상 어깨와 등을 신경 써야 했습니다. 안 겪어본 분들은 정말 건선 환우의 마음을 모르실 거예요.

건선을 치료하기 위해 대학병원, 피부과, 한의원 등 유명한 병원은 다 가보았어요. 한약에도 돈을 쏟아부었고, 비누, 샴푸, 로션, 크림 등 건선에 좋다는 건 다 사서 써봤습니다. 조금의 호전이라도 바라면서 천연비누로 감고 식초로 헹구는 것도 몇 년을 했어요. 건선 관련 책도 많이 읽고 그동안 정말 안 해본 게 없을 정도로 다양한 방법을 수없이 시도해봤습니다. 그래도 별 차도가 없었는데, 자연식물식을 하면서 극적으로 좋아졌습니다. 너무 신기하고 놀랍고 좋아서 한동안 기분이 붕붕 떠 있었네요.

　　물론 처음 자연식물식을 할 땐 실패와 실험의 연속이었어요. 방심하고 제육볶음과 족발 두 점 먹고 두드러기가 나서 2주간 고생한 적도 있고, 새우버거를 먹고 눈과 얼굴이 부은 적도 있었어요. 한 달 정도 하니까 몸이 예민해져서 조금이라도 나쁜 음식을 먹으면 가스가 차고 피부가 반응하더라고요. 이렇게 몸에 하나하나 실험하며 고생하는 와중에도 건선은 점점 좋아지고 있어요. 피부와 컨디션이 좋아지는 게 느껴지니까 나쁜 음식을 먹고 싶은 마음이 점점 사라집니다.

　　남편도 항상 얼굴이 붉고 뾰루지 같은 게 잘 생겼는데 얼굴색이 정상으로 변하고 피부도 좋아졌습니다. 제가 먹는 것을 같이 먹었을 뿐인데 살이 5kg나 빠지고 속도 편하다고 좋아합니다. 정말로 자연식물식을 통해 제 삶과 우리 가족의 삶이 바뀌었다고 생각해요. 물론 안될 때도 너무 많은데, 그래도 포기하지 않고 꾸준히 하다 보면 언젠가는 더 잘할 수 있지 않을까요? 죽을 때까지 이렇게 살아야 하는 건가 자포자기하고 살았는데 건선 완치도 더 이상 꿈이 아니네요. 이제는 건강한 식물식으로 어떻게 이후의 삶을 살지 고민하고 있습니다. 스스로 완치판정을 내리는 그날을 기대하며 오늘도 힘내볼게요.

원본 후기 글

윤○님,
우연히 참여한 '자연식물식 챌린지',
삶이 달라졌어요!

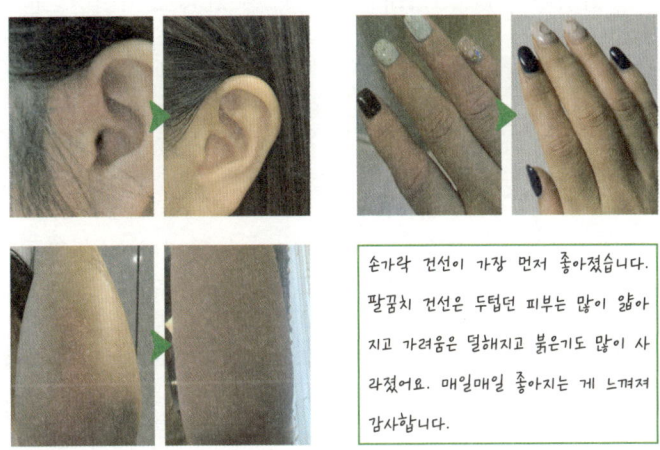

손가락 건선이 가장 먼저 좋아졌습니다. 팔꿈치 건선은 두텁던 피부가 많이 얇아지고 가려움은 덜해지고 붉은기도 많이 사라졌어요. 매일매일 좋아지는 게 느껴져 감사합니다.

출산 후부터 건선이 무릎, 팔꿈치, 복숭아뼈, 손가락, 두피, 귀 순서로 계속 발병해서 15년을 고생했어요. 대학병원과 피부과에서 연고와 약을 처방받고 광선치료까지 했으나 정말 그때뿐이었습니다. 잠을 불규칙하게 자고 야식도 자주 먹으며 너무 막살았더니 20년간 건강 상태가 엉망이었는데, 작심삼일의 사람이라 고치기가 쉽지 않았어요. 무엇보다 얼굴로도 번질까 봐 너무 무서웠습니다.

병원에 다니고 광선 레이저까지 해 봐도 안 되니까 그냥 포기하고 손 놓고 살다가 인스타그램을 통해 어니 코치님을 우연히 알게 되었습니다, 어니 코치님이 모집하시는 자연식물식 챌린지에 참가하며 본격적으로 자연식물식을 시작하게 되었는데 놀랍게도 손가락 건선이 제일 먼저 좋아졌어요. 팔꿈치 건선도 두꺼웠던 피부가 많이 얇아지고 가려움도 줄었습니다. 붉은기도 사라지고 매일매일 좋아지는 게 느껴져서 정말 감사하게 생각해요. 거기다 가슴통 같은 생리 전 증후군도 없어졌고 생리 혈색도 깨끗해졌어요.

    챌린지 기간에는 자연식물식을 잘 지키는 편이었는데 챌린지가 끝나고는 조금 느슨하게 하고 있어요. 그래도 웬만하면 자극적이고 안 좋은 음식은 피하려고 합니다. 식단을 철저하게 지키진 못해도 매일 아침 공복에 셀러리 주스 450㎖는 꼭 마시고, 주 2회 이상 무산소, 유산소 운동하면서 관리하고 있습니다. 보습은 저녁에 샤워 후 온몸에 바디 로션을 바르고 건선 부위에만 따로 바세린을 한 번 더 바르고 있어요. 저는 청대 오일보다 바세린이 더 잘 맞더라고요. 저녁에 머리 감고 말린 후 3일에 한 번 정도 두피건선 부위에 바세린 바르고 자니까 두피 각질도 거의 안 떨어져서 좋아요. 지금은 어디가 건선 부위인지 잘 못 찾을 정도예요.

    치유를 시작하고 나서 손가락 마디, 손톱, 귓바퀴 건선은 완전히 나았고, 팔꿈치 건선은 80%, 무릎, 복숭아뼈, 두피는 50% 정도 호전된 것 같아요. 아예 치유를 포기했더라면 나이 들면서 더 심각해졌을 수도 있는데 운이 좋았다고 생각해요. 이렇게 간단한 것만 꾸준히 해도 치유될 수 있다는 걸 알아서 정말 다행입니다. 앞으로도 다른 사람들과 함께 완치까지 꾸준히 걸어가고 싶어요.

원본 후기 글

🍉 어니 코치가 여는 프로그램에 신청하려면?

자연식물식 챌린지, 개인 코칭, 쿠킹 클래스, 강연 등 다양한 프로그램으로 자연 치유를 도와드리고 있어요.

프로그램이 열릴 때 알림을 받고 싶으시면 카카오톡 채널 '건선 자연치유 어니언즈' 친구 추가해주세요.

문의 사항이 있다면 언제든지 카카오톡 채널 1:1톡으로 문의주세요.

건선 자연치유 어니언즈
카카오톡 채널

다섯 번째
건선에 관한 모든 궁금증

이번 파트에서 여러분의 모든 궁금증을 해결해 보세요!
어니 코치에게 추가적으로 질문하고 싶은 것이 있다면?
아래 이메일로 언제든지 물어보세요~!

eonie.coaching@gmail.com

어니 코치의 궁금증 리스트

건선엔 어떤 음식을 먹어야 할까요?   113

건선에 안 좋은 음식은 무엇이 있나요?   115

위 음식들이 건선에 왜 안 좋나요?   117

저거 다 제외하면 먹을 게 너무 없지 않나요?   121

건선 금기 음식을 꼭 끊어야 하나요?   123

건선 치유하실 때 금기 음식은 다 끊으신 건가요?   125

어떻게 참으셨어요?   126

몸에 나쁜 음식이 너무 먹고 싶을 땐 어떻게 해요?   127

식단을 어떻게 구성하면 되나요?   129

양념은 어떻게 해야 하나요?   131

어떤 양념을 주로 쓰세요?   133

아침에는 뭘 드셨나요?   136

아침 과일식할 때 추천하는 과일이 있나요?   139

과일이 혈당을 올린다고 하던데 괜찮을까요?   141

또 주의할 점은 없을까요?   143

과일이 안 맞는데 다른 걸 먹어도 되나요?   145

식사량은 어느 정도여야 할까요?   147

양 조절은 어떻게 해야 할까요?   150

노미디어 식사가 너무 어려운데 쉽게 하는 방법은 없을까요?   152

식사는 언제 하세요?   155

탄수화물을 줄이는 방법이 있을까요?   158

식재료는 어디서 사시나요?	160
어떤 기준으로 제품을 고르시나요?	162
시작하기가 너무 막막한데 뭐부터 해야 할까요?	164
요리 초보한테 추천할만한 요리가 있나요?	166
비건식이랑 자연식물식이 어떻게 다른가요?	167
꼭 유기농으로 먹어야 할까요?	168
간식으론 어떤 걸 드시나요?	169
식사 후 계속 간식이 당기는데 어떻게 해야 할까요?	170
꾸준히 식단을 유지하시는 비결이 뭘까요?	172
치팅 데이가 있을까요?	175
ㅇㅇ은 먹어도 괜찮을까요? (빵, 두부, 떡, 백미, 대체당 등)	176
지금도 고기나 해산물 전혀 안 드세요?	178
자연식물식의 부작용은 없나요?	180
단백질은 어떻게 섭취하나요?	181
자연식물식으로 살 찌우는 방법이 있나요?	183
자연식물식 하면 갈 수 있는 식당이 거의 없지 않나요?	184
여행 가실 땐 어떻게 하나요?	186
증상이 더 심해지는 것 같은데 이땐 어떡해야 하나요?	188
생채소나 현미 소화가 잘 안 되면 어떡해야 하나요?	189
영양제는 어떤 걸 드셨나요?	190
병원과 병행해야 할까요?	192

Q 건선엔 어떤 음식을 먹어야 할까요?

A 녹색 잎채소와 뿌리채소, 해조류, 버섯, 통곡물, 과일 같이 가공되지 않은 자연 재료 위주로 드셨을 때 치유 속도가 빨라지신 분들이 많았어요. 이런 자연 재료엔 탄수화물, 지방, 단백질뿐만 아니라 무기질, 비타민 같은 미량 영양소와 수분, 식이섬유, 파이토 케미컬까지 몸에 좋은 영양소가 가득해요. 이런 영양소들은 해독에 매우 탁월해서 건선 같은 만성 염증성 질병을 치유하는 데 꼭 필요합니다. 특히 식이섬유는 장을 건강하게 하고 몸속에 쌓인 독소를 배출해주기 때문에 치유할 때 꼭 챙겨야 하는 핵심 요소에요.

살아있는 자연 재료를 통해 이들이 가진 '에너지'를 얻을 수 있다는 점도 중요해요. 일본의 건강 장수법인 '마크로비오틱'에선 식물이 가진 기운을 온전히 얻기 위해 재료의 일부만 먹는 것이 아니라 뿌리부터 껍질까지 함께 섭취할 것을 강조하고 있어요. 실제로 저도 자연 재료가 가진 생명력 덕분에 활력을 찾고 치유력도 끌어올릴 수 있었다고 생각해요.

이 밖에도 노화 방지, 혈당 및 혈압 감소 등 자연 재료의 효과는 이미 수많은 연구 결과로 증명되었지만, 아쉽게도 건선에 관한 연구는 아직 많이 부족해요. 그렇기에 어떤 음식이 건선에 효과적인지 구체적으로 밝혀지진 않았지만, 저 스스로 치유한 경험과 다른 분들의 사례를 볼 때 신선한 자연 재료를 먹는 것이 치유의 핵심입니다. 보통 독소는 음식으로부터 가장 많이 들어오기 때문에 독소가 적고 몸을 회복시켜주는 자연 재료를 먹을 때 건선이 좋아지는 건 너무 당연한 이야기라고 생각해요. 저도 건선 치유를 위해 안 해본 게 없을 정도로 다 해봤지만 결국 먹는 걸 바꿔서 치유에 성공할 수 있었습니다.

다만 자연 재료라도 내 몸에 맞지 않는 음식이 있을 수 있어요! 몸에 맞지 않는 음식과 맞는 음식을 구별하기 위해선 식단 일기를 써보는 게 가장 좋아요. 매일 내가 무엇을 먹고 어떤 증상이 있었는지 기록하다 보면 음식을 가려내기 훨씬 쉬워집니다. 저는 몸에 안 맞는 음식을 먹으면 다음 날 건선 부위가 확실히 더 가렵고 각질도 많이 나왔어요. 사람마다 다르지만 보통 음식 섭취 후 반나절에서 하루 정도 뒤에 반응이 나타나더라고요. 같은 재료라도 어떻게 조리하고, 언제 먹느냐에 따라서도 증상이 달라질 수 있다는 점 꼭 명심해주세요!

Q 건선에 안 좋은 음식은 무엇이 있나요?

A 보통 섭취 시 염증 등 몸에 해로운 반응을 일으키는 음식들(독소 음식)이 건선에도 좋지 않다고 알려져 있어요. 사람마다 차이가 있지만, 크게는 아래와 같이 정리할 수 있어요

다음 표는 파가노 박사의 「건선 자연치유」 책에서 나온 건선 금기 음식과 저의 코칭 사례들을 참고하여 만든 것입니다. 저는 건선 집중 치유 기간 때 해당 음식들을 거의 먹지 않았어요. 그러나 취약한 음식은 사람마다 다 다르니까 '이 음식도 건선에 안 좋을 수 있구나' 정도로만 생각하시고 참고해주세요!

건선 금기 음식 목록

- 첨가물 가득한 초가공식품
- 동물성 음식 (육류, 해산물, 달걀 등)
- 유제품 (버터, 우유, 치즈, 요거트 등)
- 값싼 식물성 기름
- 씨앗 기름 (카놀라유, 포도씨유 등)
- 정제 탄수화물 (과자, 떡, 백미 등)
- 밀가루 음식 (통밀가루 포함)
- 맵고 자극적인 음식
- 가지과 식물 (토마토, 가지, 파프리카, 고추, 감자 등)
- 튀긴 음식

- 술
- 커피
- 액상과당 (탄산음료, 시판 과일 주스 등)
- 정제 양념 (정제 소금, 정제 설탕 등)
- 건선 관절염의 경우 : 딸기, 감귤류
- 비가열 콩류 및 곡류
- GMO 작물 및 제품
- 지연성 알레르기 음식
- 벗겨진 코팅 팬, 플라스틱, 종이컵, 비닐에 닿은 뜨거운 음식
- 너무 차갑거나 뜨거운 음식이나 음료

그 외 독소 요인들

과식

마구 섞어 먹기

소화 덜 된 음식물

제초제, 살충제 등 화학물질

항생제, 호르몬제(피임약) 같은 약물 남용

건선에 관한 모든 궁금증

Q 위 음식들이 건선에 왜 안 좋나요?

A 건선이 장 누수 증후군과 관련이 깊은 만큼, 장 건강을 해치는 음식들을 건선 금기 음식으로 보고 있어요. 장 누수 증후군이란 해로운 물질이 들어오지 않도록 막아주는 장벽이 항생제, 독소 음식, 바이러스 등 여러 가지 요인 때문에 약해져서 틈이 생기는 것을 말해요. 이 헐거워진 틈 사이로 소화되지 않은 음식, 독소, 세균 등이 혈류로 들어가면 몸의 면역 시스템이 이를 위험한 침입자로 인식하고 공격하게 됩니다. 이 과정에서 염증이 발생하고, 면역 질환을 악화시키는 원인이 될 수 있어요.

장 누수 증후군을 예방하기 위해선 장 환경을 결정하는 장내 미생물군을 잘 보살펴야 합니다. 장엔 유익균과 중간균, 유해균들이 존재하는데, 어떤 세균이 우세한가에 따라 장 내 환경도 달라지기 때문이에요. 독소 음식은 유해균의 주요 먹이가 되어 유해균을 증가시킬 수 있습니다. 미생물 사이에 균형이 깨져 유해균이 많아지면 장염, 설사, 가스, 복통, 변비 등 소화 문제를 일으키고, 영양소 흡수를 방해합니다. 또 살이 찌게 하고, 장 누수 증후군을 가속하기도 해요. 심하면

발암 물질까지 생성하기도 합니다. 아주 난폭한 녀석이죠?

몇 가지 금기 음식에는 영양소나 포만감 등 장점도 있지만, 과도한 포화 지방, 오메가-6, 중금속, 항생제, 렉틴 이슈 등 염증을 일으키기 쉬운 부분도 분명 존재하기에 치유 기간에는 좀 더 '해독'에 집중해서 보수적으로 접근하시는 걸 추천해요.

특히 고기나 유제품 같은 동물성 음식은 소화할 때 발생하는 산화 스트레스가 다른 음식보다 큰 편이라 세포 손상과 염증 반응이 커지는 원인이 될 수 있어요. 양식 어류나 공장식 축산으로 길러진 동물엔 대부분 다량의 항생제를 투여하기 때문에 그걸 먹은 인간의 몸에도 항생제가 들어와 장내 환경에 부정적인 영향을 줄 수 있고요. 동물 복지 고기를 소량 먹는 것은 괜찮을 수 있으나 소시지, 베이컨같이 가공된 육류나 고온에서 조리된 붉은 육류는 세계 보건 기구에서도 1군, 2군 발암 물질로 분류할 정도이니 치유하실 땐 가능한 피하시는 걸 추천합니다.

초가공식품에 들어간 첨가물 또한 유해균이 좋아하는 먹이로 소화되지 않고 장 내벽에 달라붙어 장 누수 증후군을 악화시키기 때문에 가장 먼저 줄이셔야 하는 음식이에요. 초가공식품을 많이 먹으면 양질의 영양소 없이 열량만 과다 섭취하게 되고, 초가공식품에 들어가는 트랜스 지방, 포화 지방, 설탕, 정제 탄수화물은 체내 염증을 일으키기 쉬워요. 염증은 장뿐만 아니라 뇌 신경세포도 손상해 알츠하이머 같은 퇴행성 뇌 질환의 위험성도 커질 수 있습니다.

가짓과 식물엔 렉틴이라는 항영양소의 함량이 높은데, 렉틴이 장내 세포와 결합하며 장 내벽을 손상할 수 있어 건선 금기 음식 중 하나 입니다. 드시고자 한다면 제철인 여름에 씨앗과 껍질을 제거하고 익혀서 드시는 것을 추천합니다.

정제된 곡물가루를 쓴 정제 탄수화물을 많이 먹으면 인슐린 저항성이 생기며 염증 반응이 심해질 수 있어요. 빵, 떡, 과자, 라면 같은 정제 탄수화물엔 포화 지방이나 팜유, 설탕, 각종 첨가물도 같이 들어있는 경우가 많아서 가공되지 않은 통곡물 자체로 드시는 것이 가장 좋아요.

커피의 카페인은 위벽을 자극해 위장 점막을 약해지게 하고 칼슘이나 철분 등 영양소 흡수를 방해할 수 있어서 줄이시거나 끊으시는 걸 추천해요. 꼭 마셔야겠다면 디카페인을 선택하시고, 수면에 방해되지 않도록 늦은 저녁 시간 섭취는 피해주세요.

대량 생산되는 값싼 식물성 기름엔 오메가-6 지방산이 매우 많이 들어있습니다. 해바라기유, 대두유, 옥수수유, 팜유 같은 기름들이 대표적이에요. 오메가-6는 우리 몸에 꼭 필요한 필수 지방산이지만 과다하게 섭취하면 염증을 촉진할 수 있어요. 또, 정제 과정에서 가열과 화학 처리를 거치며 트랜스 지방이 생성될 수 있습니다. 트랜스 지방은 나쁜 콜레스테롤을 증가시키고 좋은 콜레스테롤을 감소시켜 염증성 질환을 악화시킬 수 있고, 인슐린 저항성을 증가시켜 당뇨와 같은 대사 질환의 위험을 높일 수 있어요.

금기 음식을 다 끊으라는 이야기는 아닙니다. 아예 안 먹기는 현실적으로 너무 어렵죠. 이들을 섭취하면서 치유하신 분들도 분명 있습니다. 다만 먹더라도 좋은 재료를 소량씩 조심해서 드신 경우가 많아요. 데친 고기와 고온에 바싹 익힌 고기가 다르듯, 같은 음식이라도 어떤 재료로, 어떻게 만들어졌느냐에 따라 차이가 큽니다. 그러니 금기 음식을 먹더라도 최대한 건강하게 만들어진 것을 선택해주세요.

예를 들면 항생제를 맞지 않고 자연 방목하여 목초를 먹은 육류나 자연 방사 동물 복지 유정란을 먹는 식으로요. 혹은 과자를 먹더라도 팜유로 튀긴 것이 아니라 현미와 소금으로만 구워 만든 현미 뻥 과자 같은 것을 먹을 수도 있겠죠. 우유 대신 두유를 마실 수도 있고요. 물론 마음 놓고 너무 많이 먹으면 안되겠지만, 건강한 대체재도 얼마든지 있으니 좌절하지는 마시라는 말씀을 드리고 싶네요!

Q 저거 다 제외하면 먹을 게 너무 없지 않나요?

A 우리가 건선 금기 음식에 익숙해져서 그렇지, 그거 외에도 먹을 건 정말 무궁무진해요. 특히 우리나라는 절기가 뚜렷해서 철마다 채소와 과일이 나오기 때문에 사계절 내내 다양한 작물을 먹을 수 있어요. 봄에는 두릅, 쑥, 미나리, 냉이, 달래 같은 봄나물, 여름엔 양상추, 양배추, 완두콩, 양파, 애호박 등 수분 많은 채소, 가을엔 당근, 브로콜리, 배추, 대파, 연근, 겨울엔 무, 시금치, 당근, 우엉, 고구마, 해조류까지 제철 음식 챙겨 먹다 보면 1년이 바쁘게 지나갑니다.

이렇게 제철에 나오는 국산 채소와 과일이 가장 영양소가 많고 맛있으며, 저장 기간이나 이동 거리가 짧아 오염도가 낮고 신선해요. 또 각 계절에 맞는 성질을 가지고 있어 해당 계절을 잘 날 수 있도록 도와줍니다. 이렇게 독소가 적은 자연 재료 위주로 드실 때 회복력을 가장 극대화할 수 있어서 제철 음식을 잘 챙겨 드시는 걸 추천해 드려요. 치유가 시급할수록 제초제, 살충제 같은 외부 독소로부터 안전한 유기농 작물을 드셔야 하고요.

채소와 과일 외에도 현미, 귀리, 율무 같은 통곡물, 두부, 콩물 같은 콩 제품, 버섯, 해조류, 견과류 등등 먹을 건 정말 많으니 식재료에 대해선 너무 걱정하지 마세요! 뒤에서 식재료 구매처와 요리법을 알려드리니 함께 하나씩 차근차근 시작해보아요.

Q 건선 금기 음식을 꼭 끊어야 하나요?

A 건선 치유는 '무엇을 먹느냐'보다 '무엇을 안 먹느냐'가 더 중요하다고 생각해요. 좋은 거 아무리 먹어봤자 건선을 악화시키는 음식을 많이 먹으면 밑 빠진 독에 물 붓기나 마찬가지거든요. 잔인한 말 같지만 사실이에요. 결국, 절대적인 독소의 양을 줄이는 게 가장 효과적이라 몸에 맞지 않는 음식을 최대한 줄이시는 걸 추천해요. 그게 치유 기간을 앞당기는 방법이라 생각하기도 하고요.

한 번에 끊기 너무 어렵다면 할 수 있는 것부터 하나씩 하시면 됩니다. 끊을 수 있는 것부터 끊고, 나머진 차례로 줄여나가는 거죠. 저는 커피나 요거트, 탄산음료 같이 마시는 것부터 시작하는 걸 추천해요. 음식을 바꾸는 것보다는 쉬운 편이거든요. 저도 음식을 바꾸기 전에 술, 커피, 유제품, 액상과당부터 끊었어요. 한 번에 끊을 수 있다면 가장 좋겠지만 그게 어렵다면 우선은 횟수나 양을 줄여나가 보세요. 주 5회 큰 컵으로 커피를 마셨다면 주 2회로 줄이고 작은 컵으로 바꿔 보는 거죠. 물론 마시는 것과 먹는 것의 차이가 크긴 해요. 그래도 하나씩 줄여나가다 보면 먹는 것을 바꿀 용기도 생깁니다.

저는 한 번에 끊는 게 더 쉬워서 한 번에 다 끊어버렸어요. 건선 금기 음식을 허용하고 조금씩 먹다 보면 어느새 자기 합리화하면서 자꾸 먹게 되기 때문에 차라리 엄격하게 하는 게 더 나았습니다. 먹을 수 있는 음식이 아니라고 생각하니 별로 미련 갖지 않게 되더라고요. 한 번에 끊는 것과 줄이는 것, 뭐가 더 효과적인지는 사람마다 다르니까 자신에게 맞는 방법을 찾아 나가시면 돼요.

Q 건선 치유하실 때 금기 음식은 다 끊으신 건가요?

A 딸기, 감귤류 제외하고 금기 리스트에 있는 음식은 거의 다 끊다시피 했어요. 통밀가루 음식이나 가짓과 식물을 아주 가끔 먹긴 했는데 먹을 때마다 건선이 심해져서 그 뒤로는 거의 먹지 않았어요. 건선이 많이 좋아진 3개월 차부터 밀가루 음식이나 매운 음식을 좀 더 먹긴 했지만, 그래도 전과는 비교되지 않을 정도로 적게 먹었습니다. 고기나 해산물, 유제품, 초가공식품이나 인스턴트는 입에도 대지 않았고요. 그러나 제가 했던 방법이 모두에게 정답은 아닐 수 있어요. 체질이나 몸 상태, 상황이 다 다르니까 각자 지속 가능한 방법으로 본인만의 정답을 찾아 나가시면 됩니다.

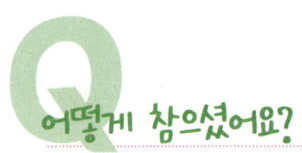 어떻게 참으셨어요?

A 건선을 생각하면서 꾹 참았죠. 저도 진짜 먹을 거라면 사족을 못 쓸 정도로 좋아하는데 음식이 주는 기쁨보다 건선이 주는 고통이 훨씬 더 컸거든요. 건선만 나을 수 있다면 음식이고 뭐고 영혼이라도 팔 기세였어요. 6년간 고통이 쌓이고 쌓여서 변화의 둑이 터진 거죠. 지금 생각해보면 그냥 올 게 왔었던 것 같아요. 내가 견딜 수 있는 고통의 역치를 넘어선 순간, 살기 위해서라도 변화하지 않고는 못 배기거든요.

게다가 저는 퇴사한 상황이라 주위에 유혹이 적었어요. 치유에만 집중할 수 있도록 가족들이 많이 도와주기도 했고요. 얼른 나아서 그동안 못 먹었던 음식 다 먹을 생각으로 2개월을 버텼는데, 3개월이 되니까 입맛이 변하면서 전만큼 나쁜 음식들이 많이 당기지 않게 되었어요. 그 음식이 내 몸을 간지럽게 한다고 생각하니 정도 좀 떨어지더라고요. 그래서 이제는 참느라 생기는 스트레스는 거의 없다고 보시면 돼요. 애초에 별로 먹고 싶지 않으니까요.

Q 몸에 나쁜 음식이 너무 먹고 싶을 땐 어떻게 해요?

A 나쁜 음식이 너무 먹고 싶다면 아직 입맛이 바뀌는 과정 중에 있어서 그럴 가능성이 커요. 꾸준한 식습관 관리로 입맛이 변하면 참을 필요가 없어집니다. 내 몸과 혀가 저절로 건강한 음식들을 찾게 되거든요. 저처럼 나쁜 음식에 정이 떨어져서 크게 안 당긴다는 분들도 많아요. 얼마나 빠르게 이런 상태가 되느냐에 따라 치유의 속도가 결정된다고 생각해요. 그래서 치유 초반엔 나쁜 음식을 먹고 싶어도 조금 참아보시는 걸 추천합니다. 몸의 변화가 느껴지면 그때부턴 옆에서 누가 먹으라고 해도 별로 안 먹고 싶어지거든요.

그런데도 너무 먹고 싶다면, 그냥 욕망을 따르는 것도 한 방법이에요. 참느라 스트레스받는 것보다 즐겁게 먹는 게 더 낫다고 생각해요. 억지로 참다 보면 언젠간 터지기 마련이라서요. 출장이나 회식 같이 어쩔 수 없이 나쁜 음식을 먹어야 하는 상황에서도 마찬가지입니다. 대신 양을 조절하거나 덜 해로운 메뉴를 고르는 식으로 최대한 건강하게 먹어야겠죠. 다음 끼니도 평소보다 좀 더 신경 써주셔야 하고요. 가장 좋은 건 직접 만들어 먹는 거예요. 음식을 만들 때 설탕과 기름이 얼마나 많이 들어가는지 알고 나면 자연스럽게 덜 먹게 되더라고요.

저도 스트레스받거나 피곤한 날 기름지고 단 음식이 생각날 때가 있어요. 그럴 땐 억지로 참기보다 직접 만들어 먹거나, 한 입 한 입 음미하면서 즐거운 마음으로 먹습니다. 자연식물식하면서 입맛이 순해지고 식욕도 안정된 덕분에 음식이 막 자극적이지 않아도 충분히 만족감을 느껴요. 이렇게 가끔 먹고 싶은 거 먹는 여유를 두는 게 건강한 식습관을 유지하는 데 도움이 될 수 있어요.

중요한 건 얼마나 잘 참느냐보다, 참지 않아도 되는 건강한 입맛과 안정된 식욕을 만드는 것이에요. 참을 필요가 없을 때 가장 즐겁게, 꾸준히 치유할 수 있으니 우선 건강한 식습관으로 건강한 입맛을 만드는 데 집중해보아요!

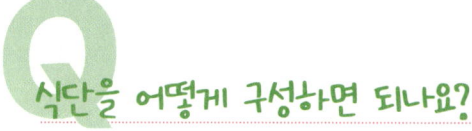

건선 치유 식단 구성법

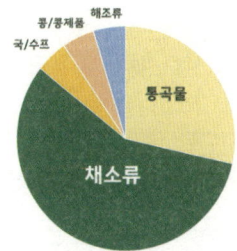

- 통곡물 30 ~ 50%
- 채소류 50 ~ 80%
  (땅 위 채소 : 뿌리채소 = 3 : 1)
- 국 / 수프 5 ~ 10%
- 콩 / 콩 제품 5 ~ 10%
- 해조류 5 ~ 10%

치유식의 기본은 '현미밥과 된장국'입니다. 이 둘을 기본으로 끼니 다양한 채소와 버섯, 해조류, 콩류를 골고루 드시는 걸 추천합니다. 특히 녹색 잎채소는 식이섬유와 무기질이 풍부해 치유의 핵심이기 때문에 가장 비율 높게 드시는 것을 권해드려요.

파가노 요법에서도 땅 위에 자라는 채소와 뿌리채소를 3:1 비율로 권하며 녹색 잎채소의 중요성을 강조합니다. 실제로 저도 녹색 잎채소 비율을 높였을 때 건선이 빠르게 좋아지는 것을 느낄 수 있었습니다. 현재 자신의 식단에 채소 비중이 얼마나 되는지 한 번 살펴보시고, 채소 비중을 차차 높여나가시길 바랍니다.

한 끼의 80%를 채소로 채우는 것이 가장 이상적이지만 생채소 소화가 어렵거나 열량이 부족하게 느껴질 땐 채소를 익혀 먹거나 통곡물, 콩류 비율을 좀 더 늘리는 등 현실적으로 지속할 수 있는 선에서 조정하시면 됩니다. 중요한 건 너무 한 가지 식재료에만 치우치지 않고 균형 잡힌 식사를 하는 거예요. 사람마다 필요한 식단 구성 비율은 조금씩 다르니까, 몸의 반응을 잘 살피면서 자신에게 맞는 식단을 찾아 나가시길 바라요!

구분	종류
통곡물	현미, 찰현미, 기장, 수수, 조, 퀴노아, 옥수수쌀 등
땅 위 채소	셀러리, 브로콜리, 양배추, 시금치, 아스파라거스, 콜리플라워, 케일, 청경채, 방울양배추, 상추, 깻잎, 로메인, 양상추, 미나리, 달래, 냉이, 쑥, 취나물, 참나물, 머위, 돌나물, 두릅, 고사리, 배추, 부추, 곤드레, 치커리, 콩나물, 아티초크 등
뿌리 채소	당근, 무, 고구마, 연근, 우엉, 비트, 돼지감자, 파스닙, 얌, 양파, 마늘 등
해조류	미역, 김, 다시마, 톳, 꼬시래기, 매생이, 우뭇가사리 등
콩류	팥, 대두, 강낭콩, 완두콩, 병아리콩, 서리태, 녹두, 약콩, 렌틸콩 등
견과류	호두, 피스타치오, 피칸, 캐슈넛 등
씨앗류	깨, 들깨, 검은깨, 호박씨, 해바라기씨, 아마씨, 카카오 등
과일	블루베리, 라즈베리, 크렌베리, 블랙베리, 레몬, 라임, 석류, 사과, 수박, 키위 등
양념	전통 발효 간장, 전통 발효 된장, 천연 소금, 들깨 가루, 식초, 발사믹, 레몬즙, 엑스트라 버진 올리브유, 엑스트라 버진 코코넛유, 아보카도유, 참기름, 들기름, 홀그레인 머스터드, 땅콩버터 등
감미료	현미 조청, 배즙, 사과즙, 올리고당, 메이플 시럽, 비정제 원당 등
말린 식품	말린 연근, 무말랭이, 건표고, 말린 취, 연자, 말린 밤 등
차	캐모마일, 느릅나무 껍질차(유백피), 홍화꽃차, 물레인차, 수박씨차, 우롱차, 해당화차, 현미자, 루이보스차, 레몬생강차 등
발효 절임류	김치, 양배추 피클(사워 크라우트), 올리브 절임, 단무지 등
허브 및 향신료	로즈마리, 파슬리, 월계수, 오레가노, 후추, 바질, 넛맥, 큐민, 강황, 가람 마살라, 카다멈, 시나몬, 바닐라, 팔각 등

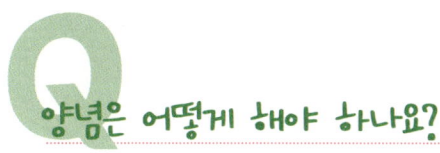# 양념은 어떻게 해야 하나요?

A 건강한 재료로 만든 양념을 쓰시면 됩니다. 치유하실 때 양념을 걱정하셔서 간을 거의 하지 않고 드시는 분들이 계세요. 저도 치유 초반에는 그랬는데, 문제는 너무 맛이 없어서 지속하기 힘들다는 거예요. 게다가 필요 이상으로 저염식이 되어 오히려 건강에 좋지 않을 수 있어요. 그러니 건강한 양념으로 충분히 간을 하셔서 최대한 맛있게 드시길 바랍니다. 일단 음식이 입에 맞아야 지속할 수 있으니까요.

양념을 고르실 땐 좋은 재료로 단순하게 만든 것을 고르세요. 설탕, 액상과당 같은 단순당이나 정제 기름, 복잡한 화학 첨가물이 많이 들어갈수록 건강한 것과는 멀어집니다. 소량이지만 매일 먹는 만큼 건선 치유에 굉장히 중요한 부분이니, 최대한 건강한 것으로 고르시는 것을 추천해 드립니다.

제품 고르는 기준은 된장 성분표로 설명해드릴게요.

제품	A 된장	B 된장
성분	외국산 대두 (캐나다, 미국, 호주 등), 소맥분, 정제 소금(중국산), 멸치 엑기스, 향미증진제, 보존료, 물엿, 설탕, 효소처리스테비아, 주정, 산도조절제, 혼합미분, 밀쌀, 소맥분, 구연산나트륨, 효모추출분말, 발효 주정 등	국내산 콩, 천일염, 물

A 된장과 B 된장의 차이가 보이실까요? A 된장엔 GMO일 가능성이 많은 외국산 콩이 들어가고 알 수 없는 첨가물이 가득한데, B 된장은 재료가 단순하고 우리가 다 아는 것들이에요. 여러분이라면 어떤 걸 고르시겠어요? 당연히 식품 첨가물과 GMO 작물의 위험성이 적은 B 된장이겠죠.

이렇게 같은 된장이라도 어떤 재료로 어떻게 만드는지에 따라 큰 차이가 납니다. 그래서 제품을 살 땐 늘 성분표를 확인하여 원재료가 단순하고 좋은 제품 위주로 고르시는 게 좋아요. 공정 과정도 깨끗한지 상세 페이지나 판매자 문의 등을 통해 꼼꼼하게 확인하면 더 좋고요.

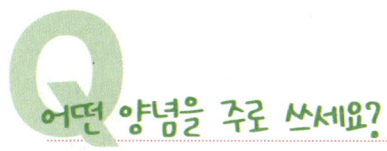
Q 어떤 양념을 주로 쓰세요?

A 저는 한식 만들 때 주로 국산 콩으로 만든 된장과 간장, 천연 소금, 깨 소금, 들깨 가루, 식초를 쓰고, 양식엔 로즈마리와 타임 같은 허브 가루, 레몬즙, 발사믹, 홀그레인 머스터드 같은 서양 양념을 많이 써요. 물론 모두 첨가물 없이 최소한의 원재료만으로 만들어진 제품들이에요. 오리엔탈 소스나 레몬 소스같이 특정 소스가 필요할 때도 시판 소스를 사는 것이 아니라 이 기본양념들을 조합해서 직접 만들어 먹고 있어요.

간은 밥 없이 먹어도 괜찮을 정도로 약간 심심하게 해요. 사람마다 입맛은 다 다르니까, 본인의 입맛과 몸 상태에 맞게 양념을 쓰면 됩니다. 집밥이 맛이 없어 외식하게 되는 것보다, 간을 조금 세게 해서라도 집에서 드시는 게 훨씬 낫습니다. 바깥 음식엔 집밥과 비교할 수 없을 만큼 엄청나게 많은 양념이 들어가거든요. 그러니 너무 걱정하지 마시고 건강한 양념으로 충분히 간을 해서 맛있게 드세요.

다만 주의해야 할 양념이 있어요. 바로 고춧가루나 고추장 같은 매운 양념이에요. 고추는 가짓과 식물 중 하나인데다 매운 양념이 위장을 자극해서 건선을 악화시킬 수 있어요. 저의 경우 과도한 매운 음식 섭취가 건선 악화의 주요 원인 중 하나였다고 생각해요. 실제로 먹을 때마다 건선이 심해져서 지금까지도 잘 먹지 않고 있어요. 물론 이것도 사람마다 다르지만, 저와 같은 경험을 하신 분들이 꽤 많아서 건선 집중 치유 기간엔 김치 같은 음식도 주의해서 드시기를 당부드려요.

산패의 위험이 있는 기름은 더더욱 주의해서 먹어야 해요. 저는 가열 조리할 때 산도 0.2% 이하의 냉압착한 프리미엄 엑스트라 버진 올리브유만 씁니다. 좋은 올리브유는 발연점이 높아 가정에서 조리할 때 쓰는 건 괜찮아요. 요리에 뿌리는 참기름과 생들기름도 저온 압착 제품으로 소량씩만 먹고 있어요. 기름은 열과 빛을 만나면 산화가 빨라지는데, 그러다 산패까지 된 기름은 몸에 염증을 일으키고 건선을 악화시킬 수 있어요. 그러니 기름은 꼭 화기 근처가 아닌 어둡고 서늘한 곳에 밀봉하여 보관해주시고, 1~2개월 내로 빠르게 소진하여 너무 오래 두고 먹지 않도록 주의해주세요. 특히 들기름은 산패되기 쉬워서 냉장 보관이 필수입니다.

아무리 좋은 기름이라도 너무 많이 먹으면 열량이 과해질 수 있고 건선에 해로우니 소량씩 드시며 몸의 반응을 잘 살펴보세요. 가열 조리할 때 기름이 아닌 물로 볶는 것도 기름을 줄이는 방법의 하나입니다. 저도 건선 집중 치유 기간 때는 조리 기름을 줄이고자 물로 많이 볶아서 먹었어요.

마트에서 산 시판 양념 쓰다가 건강한 양념으로 바꾸고 나서 건선 호전되신 분이 있을 정도로 치유엔 양념도 굉장히 중요합니다. 그러니 양념 고르는 기준과 아래 양념 목록을 참고하셔서 건강한 양념으로 맛있게 치유해나가시길 바라요!

양념	전통 발효 간장, 전통 발효 된장, 천연 소금, 들깨 가루, 허브, 식초, 발사믹, 레몬즙, 엑스트라 버진 올리브유, 엑스트라 버진 코코넛유, 아보카도유, 참기름, 들기름, 홀그레인 머스터드, 땅콩버터 등
감미료	현미 조청, 배즙, 사과즙, 올리고당, 메이플 시럽, 비정제 원당 등
허브 및 향신료	로즈마리, 파슬리, 월계수, 오레가노, 후추, 바질, 넛맥, 큐민, 강황, 가람 마실라, 가다멈, 시나몬, 바닐라, 팔각 등

Q 아침에는 뭘 드셨나요?

A 아침은 간이 활성화되어 해독하기 좋은 시간이에요. 각종 독소와 노폐물이 배출되는 시기이기 때문에 이 시간을 이용해 집중적으로 해독하면 건선 치유에 큰 도움이 됩니다. 제가 했던 오전 루틴을 알려드릴게요!

오전 치유 루틴
1. 미온수 한 잔
2. 따뜻한 차 한 잔
3. 채소 스무디 한 잔
4. 제철 과일

미온수로 생체 리듬을 맞추고 부족해진 수분을 보충한 뒤, 느릅나무 껍질 차를 한 잔 마셨습니다. 이 차는 항산화 물질과 항균 물질이 많아 건선 치유에 효과적이라고 알려져 있어요. 마시는 방법은 유백피 가루를 1/4 티스푼 떠서 따뜻한 물에 넣고 5분 정도 놔뒀다 마시면 됩니다. 가루를 물에 탄 이후 30분 지나면 산패될 수 있으니 그 전에 마셔야 하고, 약재처럼 쓰이는 차라서 임산부나 영유아는 음용에 주의해야 해요. 꼭 이 차가 아니라 캐모마일이나 루이보스 같이 카페인 없는 허브차를 마셔도 좋아요! 파가노 요법에선 홍화꽃, 물레인, 수박씨차, 우롱차도 건선 치유에 도움이 된다고 합니다. 이 차들은 구하기가 힘들어서 저는 느릅나무 껍질 차와 허브차 위주로 마셨어요. 지금은 혈액 순환을 도와주는 생강차에 허브차를 블렌딩하여 마십니다.

차를 마신 후엔 채소와 셀러리 주스를 넣은 채소 스무디를 마셨습니다. 시금치, 케일, 브로콜리, 당근 같은 채소를 살짝 데친 후 셀러리 주스를 200~300㎖ 정도 넣고 몽땅 갈아 만들었어요. 스무디에 과일이 거의 들어가지 않아 맛은 없었지만, 건선이 빠르게 좋아지는 걸 느낄 수 있었습니다. 무기질 풍부한 녹색 잎채소를 많이 넣은 것이 도움이 되지 않았나 합니다. 다만 한 달 정도 마시고 날씨가 추워지면서 이후론 따뜻한 차를 더 많이 마셔줬습니다.

채소 스무디를 마신 후 20~30분 뒤엔 과일을 먹었습니다. 주로 제철 과일을 먹었고, 양은 사과 1~2개 분량으로 먹었습니다. 파가노 박사는 과일을 인체의 천연 세정제라고 표현하면서 과일에 들어있는 수분과 식이섬유, 효소, 미량 영양소, 파이토 케미컬이 독소 배출에 도움을 준다고 이야기해요. 저도 아침 과일식이 건선을 치유하는데 많은 도움을 주었다고 생각합니다. 또 과일은 자체 소화 효소를 가지고 있어 소화하는데 에너지를 많이 뺏기지 않아요. 소화하는데 에너지가 많이 쓰이는 만큼 소화 에너지를 아끼면 몸 회복에 더 많은 에너지가 쓰일 수 있습니다.

과일의 당을 걱정하시기도 하는데, 공복에 먹는 과일은 오히려 인슐린 민감도를 높여 혈당 관리에 도움을 줄 수 있어요.[1] 실제로 2021년 호주에서 하루에 최소 두 번의 과일을 섭취하는 것이 인슐린 민감도를 향상시키고 제 2형 당뇨병 발병 위험을 줄일 수 있다는 연구 결과를 발표했어요. 저도 아침 과일식 하면서 공복 혈당이 98에서 80대로 떨어졌습니다. 물론 과일이 맞지 않으시면 다른 걸 드셔도 돼요. 꼭 과일을 고집할 필요는 없는 거 아시죠?

자기에게 맞는 음식을 찾아 해독이 가장 활발한 오전 시간을 적극적으로 활용해보세요. 베이컨, 달걀, 우유 등 동물성 음식 등 아침부터 무거운 음식을 먹으면 소화에 에너지를 뺏기고 독소 배출에도 방해되기 때문에 스무디, 허브차, 채소 주스, 채소찜, 과일 등 가벼운 음식을 섭취하시는 것을 추천합니다. 오전 활동량이 많아 열량이 더 필요하다면 두유에 오트밀이나 가벼운 한식으로 좀 더 포만감 있게 드셔도 괜찮아요. 제 루틴을 참고하셔서 자기 몸에 맞는 루틴을 만들어 나가시기를 바랍니다.

---

1 Bondonno, Nicola P., et al. "Associations between Fruit Intake and Insulin Sensitivity and the Risk of Developing Type 2 Diabetes." The Journal of Clinical Endocrinology & Metabolism, vol. 106, no. 10, 2021, pp. e4097-e4107, https://doi.org/10.1210/clinem/dgab546.

Q 아침 과일식할 때 추천하는 과일이 있나요?

A 앞에서 말씀드렸던 것처럼 각 절기에 맞는 제철 과일을 추천해요! 제철 과일은 비타민, 무기질 같은 영양소가 많고 독소가 적어 오전 해독을 도와주는 음식 중 하나에요. 게다가 그 계절에 맞는 성질을 가지고 있어서 해당 계절을 건강하게 잘 나는데 도움을 줍니다. 무더운 여름에 수분 많은 수박, 참외류가 나오는 것을 떠올리시면 돼요. 과일마다 가지고 있는 영양소가 조금씩 달라서 철마다 다양한 영양소를 섭취할 수 있다는 것도 좋은 점입니다.

이때 되도록 유기농 과일을 고르셔서 껍질째 드시는 것을 추천해 드려요. 유기농이라 독소가 적은 것은 물론이거니와 대부분 과일은 껍질에 영양소가 더 많거든요. 또, 식이섬유를 더 많이 섭취할 수 있어 혈당을 천천히 올리는 데도 도움이 됩니다. 실제로 저도 건선을 치유하면서 유기농 사과를 껍질째 먹었는데, 건선 치유에 큰 도움이 되었을 뿐만 아니라 피부도 맑아지고 몸도 가벼워졌습니다. 사과 한 알로 항산화, 면역 증진, 변비 예방 효과까지 누릴 수 있어 종합 영양제라고 보시면 됩니다. 서양엔 '아침 사과 한 알이면 의사도 필요없다.'는 속담도 있을 정도이니 얼마나 좋은지 아시겠죠?

과일엔 소화 효소가 있어 소화에서 흡수까지 걸리는 시간이 다른 음식보다 빠른 편이에요. 그래서 과일과 다른 음식을 같이 먹으면 위장에서 섞이며 제시간에 소화되지 못하고 가스가 찰 수 있어요. 따라서 과일을 드실 땐 빵이나 떡 같은 음식이랑 먹는 게 아니라 딱 과일만 먹을 것을 추천해 드려요. 다만 잎채소는 같이 드셔도 괜찮습니다.

Q 과일이 혈당을 올린다고 하던데 괜찮을까요?

A 과일이 몸에 안 좋다고 알려진 것은 식사 후에 먹는 과일 때문이라고 생각해요. 식사 후에 바로 먹는 것은 꼭 과일이 아니더라도 몸에 좋지 않아요. 식사로 이미 충분히 당을 섭취했는데 후식으로 또 무언가를 먹으면 혈당이 가파르게 올라가는 혈당 스파이크가 일어날 수 있어요. 이런 과잉 당들은 간으로 보내져 지방으로 저장되는데, 이렇게 쌓인 지방이 장기 주위나 복부에 축적되면 내장지방이 됩니다. 내장지방은 염증을 촉진하는 물질을 분비하기 때문에 염증 수치가 올라가면서 건선 증상이 더 심해질 수 있어요. 혈당 스파이크가 너무 자주 일어나면 혈당을 낮춰주는 인슐린이 제대로 작동하지 않게 되면서 당뇨병의 위험이 올라가고, 피부 세포의 재생 주기에도 악영향을 주게 돼요.

과일은 수분량이 많고 식이섬유가 풍부해서 공복에 먹을 땐 식후에 먹은 것처럼 빠르게 혈당을 올리지 않아요. 물론 사람마다 반응이 다를 수 있지만, 식사 후에 먹으면 독이 된다는 것은 똑같습니다. 드실 땐 꼭 식사 전 공복에 드세요.

그래도 여전히 과일 먹는 게 걱정되시거나 혈당을 자극하는 느낌이 든다면 바나나, 포도 같이 당도 높은 과일보다 그린 키위, 베리류, 복숭아 같은 당도가 낮은 과일을 시도해보세요. 특히 바나나는 탄수화물 함량이 높고 소화 시간도 다른 과일보다 길어서 오전보단 활동량이 많은 오후에 드시는 걸 더 추천해요.

당뇨 등으로 특별히 더 주의해야 하는 분이 아니라면 과일은 충분히 배부를 때까지 드시는 것을 권해드려요. 과일을 500g 이상 먹었을 때 효과를 제대로 느낄 수 있고, 아침에 활동량이 많은 경우 충분히 먹어야 필요한 에너지를 얻을 수 있거든요. 저는 사과 한 개 정도 먹는 것 같아요! 이렇게 충분히 먹어주면 화장실 가는 데도 도움이 됩니다.

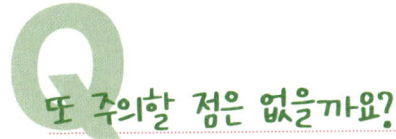 또 주의할 점은 없을까요?

A 여러 종류의 과일을 섞어 먹기보다 한 종류의 과일만 드시는 것을 추천해요. 과일끼리 성질과 성분, 소화 속도가 각각 달라서 같은 성질의 과일끼리 먹을 때 영양소를 가장 잘 흡수할 수 있거든요. 섞어 드실 땐 과일 분류표 참고해서 비슷한 성질의 과일끼리 드시면 됩니다.

또 한 가지 주의해야 할 점은 앞서 말씀드린 공복 섭취에요. 공복에 과일을 먹었더라도 과일이 소화되기 전에 다른 음식을 먹는다면 위장에서 섞이며 더 이상 공복 과일이 아니게 됩니다. 그러니 과일 드시고 곧바로 음식을 드시는 건 피해주시고, 과일이 완전히 다 소화될 때까지 기다린 후 드세요. 보통 과일은 소화에서 흡수까지 30분이 걸리는데, 예외적으로 멜론류는 10분, 바나나는 1시간 정도 걸립니다. 전날 밤 무거운 음식을 섭취했다면 다음 날 오전까지 음식물이 장에 남아있을 수 있으니 이럴 땐 아침 과일식을 건너뛰는 게 좋아요.

과일 분류표

	신맛	레몬, 라임, 귤 등 감귤류, 그린 키위, 석류, 딸기
	약한 신맛	블루베리, 라즈베리, 청포도, 복숭아, 살구, 자두
단독 섭취 과일	단맛	바나나, 무화과, 감, 대추, 망고, 사과, 체리, 포도 ※ 예외적으로 단맛 과일과 약한 신맛 과일은 같이 먹어도 괜찮습니다.
	지방이 많은	코코넛, 아보카도, 두리안
	멜론	멜론, 참외, 수박, 파파야

* 바나나는 녹말 비중이 커 소화 시간이 1시간으로 길기 때문에 오후에 먹는 것이 좋고, 오트밀(녹말)과 같이 먹어도 좋음

* 멜론류는 수분이 많아 소화 시간이 10분으로 가장 짧음

* 잎채소는 모든 과일 종류와 잘 맞음

* 드레싱 대신 과일을 소량 사용하는 것은 괜찮음

* 생토마토는 염증을 일으켜 장 누수 증후군 악화시킬 수 있어 주의

* 딸기와 감귤류는 건선 관절염을 악화시킬 수 있어 주의

공복이 될 때까지 걸리는 대략적인 시간

샐러드 및 생채소 식사	2시간
탄수화물 식사	3시간
고기 등의 식사	4시간
해산물, 탄수화물, 고기가 배합된 식사	8시간

건선에 관한 모든 궁금증

Q 과일이 안 맞는데 다른 걸 먹어도 되나요?

A 늘 말씀드리는 것이지만, 같은 음식을 먹어도 사람마다 반응이 달라서 몸에 안 맞는데도 꼭 과일을 고집하실 필요는 없어요! 중요한 건 아침에 독소 음식을 얼마나 적게 먹느냐입니다. 과일식을 하더라도 몸에 맞지 않는 과일이 있다면 그 과일은 피하시면 됩니다. 과민성장 증후군 등 장에 염증이 있거나 유익균이 부족한 경우 과일을 먹었을 때 속이 쓰리거나 심하게 가스 찰 수 있어요. 그럴 땐 저포드맵 과일인 바나나, 키위, 포도, 딸기 등 다른 과일을 드셔보시다가 위장 상태가 좋아지면 차차 다른 과일을 시도하시면 됩니다.

원래 아침을 먹지 않는 경우라면 억지로 먹기보다 평소처럼 먹지 않으시는 것도 괜찮아요. 다만 점심 전 자꾸 간식을 찾게 되거나 과식하게 된다면 아침을 드시는 것을 추천합니다.

과일식을 하며 몸이 차가워지는 경우가 있어요. 냉장고에서 막 꺼낸 차가운 과일을 많이 먹으면 그럴 수 있는데, 그럴 땐 과일을 상온에 두어 찬기를 빼고 드셔보세요. 그래도 몸이 차갑게 느껴진다면 따뜻한 물이나 차와 함께 드세요. 과일에 생강이나 시나몬, 카다멈 가루를 1t 이하로 톡톡 뿌려서 드셔도 찬 기운을 잡는 데 도움이 됩니다. 수박이나 참외같이 수분 많은 찬 성질의 과일은 설사를 유발할 수 있어 몸이 차신 분들은 특별히 더 주의해주세요!

Q 식사량은 어느 정도여야 할까요?

A 그건 사람마다 달라요. 키와 몸무게, 질병, 활동량, 기초 대사량, 위장 기능이 달라서 각자 필요한 양이 다 다르거든요. 스스로 몸을 관찰하면서 나에게 맞는 식사량을 찾아 나가시면 됩니다. 저도 처음엔 얼마나 먹어야 할지 몰랐는데 관찰하다 보니 자연스럽게 적정 식사량을 찾게 되었어요. 적정 식사량 찾는 기준을 알려드리니 식사하실 때 참고하시길 바랍니다!

1. 배가 기분 좋게 부른지
2. 배가 너무 빨리 꺼져서 허기감이 심하지 않은지
3. 내가 하는 활동에 충분한 에너지를 주는지
4. 다음 끼니까지 완전히 소화되는지

식사량을 확인하려고 밥의 무게를 재보시는 분도 계시지만, 저는 한 번도 재본 적이 없어요. 먹을 때와 먹고 나서 몸의 반응에 집중하면 꼭 무게를 재지 않아도 필요한 식사량을 알 수 있거든요. 이때 필요한 것이 바로 '노미디어 식사'에요. 노미디어 식사란 핸드폰이나 TV

같은 미디어 없이 음식에만 집중하는 식사법인데, '마인드풀 이팅'이나 '직관적 식사'로 더 잘 알려져 있어요.

영상을 보며 밥을 먹으면 영상에 정신이 쏠려 내가 얼마나 먹었고, 얼마나 배부른지 파악하기 힘들어져요. 화면 보며 정신없이 식사하다 문득 배가 너무 불러서 불쾌했던 경험, 한 번씩은 다 있으시죠? 특히 과자나 아이스크림 같은 간식은 끝도 없이 들어가요. 정신 차린 후에는 이미 늦었고, 여기저기 널려있는 음식의 잔해를 보면서 '이 많은 양을 내가 다 먹었다고?' 놀라게 됩니다. 안 좋은 음식을 너무 많이 먹었다는 자책감과 자괴감에 빠지기도 하고요.

식사에서 미디어를 치우면 이렇게 자기도 모르게 과식하게 되는 상황을 많이 줄일 수 있어요. 정신을 빼앗는 게 없으니 얼마나 배부른지 알아차리기 훨씬 수월해지거든요. 과식은 소화 기관에 부담을 주고 활성 산소와 노폐물을 많이 발생시켜 건선을 악화시킬 수 있으니 항상 적당한 여유 공간을 두고 드시는 게 좋아요. 허기가 가시고 기분 좋은 배부름이 느껴질 때, 그러니까 위장의 80% 정도 채웠을 때 숟가락을 놓으시는 연습이 필요합니다.

또, 식사를 통해 내가 하는 활동에 충분한 에너지를 얻을 수 있어야 해요. 만약 배가 너무 빨리 꺼져서 기운 떨어지고 힘없이 느껴진다면 지금 식사가 부실하거나 양이 부족하다는 뜻일 수 있어요. 그러니 평소 활동하는 만큼 음식을 충분히 섭취하고 있는지 꼭 같이 확인해주세요.

건선을 악화시키는 또 다른 식습관은 바로 완전히 소화되지 않은 상태에서 또 다음 끼니를 먹는 거예요. 회복에 써야 할 에너지를 소화하는 데 다 뺏기는 것이라 건선 치유에 큰 걸림돌이 됩니다. 그러니 자신의 활동량을 잘 파악해서 다음 끼니까지 완전히 소화될 정도로만 드세요. 식사 때 음식물이 위장에 남아있는 느낌 없이 완전히 소화되어 꼬르륵하며 배고픈 느낌이 들면 됩니다. 이러기 위해선 전 끼니에서 적정량을 드시는 것이 가장 좋고, 만약 과식하게 된다면 다음 끼니는 건너뛰거나 양을 줄이실 것을 추천해요. 물론 그런 일이 너무 잦지 않도록 주의하는 게 좋겠죠?

Q 양 조절은 어떻게 해야 할까요?

A 자연식물식은 다른 식이에 비해 열량이 낮은 편이라 배고픈데 억지로 양 조절을 하려고 하면 열량이 부족해 과식하거나 폭식하게 될 가능성이 있어요. 특히 자연식물식 초반엔 밥을 먹어도 심한 허기감을 느낄 수 있어서 양 조절보다 충분히 드실 것을 추천해요. 저도 처음엔 먹어도 먹어도 허기져서 현미밥 두 공기에 고구마까지 먹어야 직성이 풀렸습니다. 2주 정도 지나니 몸이 적응하면서 공복감이 잠잠해지고 적정 식사량을 찾게 되었어요. 그러니 그전까지는 식사량에 대해서는 너무 걱정하지 마시고 배부를 때까지 충분히 드세요. 중간중간 배고플 때도 잘 챙겨 드시고요.

자연식물식에 적응하여 양 조절이 필요할 땐 역시 '노미디어 식사'를 가장 추천해 드려요. 우리 뇌는 음식물이 들어오고 20분 후부터 포만감을 느끼기 때문에 미디어 없이 천천히 꼭꼭 씹어먹을 때 적은 양으로 큰 포만감을 느낄 수 있어요. 억지로 참는 것이 아니라 정말 물리적으로 배가 불러서 더 이상 들어가지 않는 거라 자연스럽게 식사량이 조절됩니다. 제가 스트레스 없이 건강하게 체중을 감량할 수 있었던 방법이기도 해요.

식전에 약간의 잎채소를 먹는 것도 포만감을 올릴 수 있는 좋은 방법이에요. 식이섬유가 혈당을 낮춰줘서 혈당 관리 차원에서도 좋아요. 작은 접시를 쓰는 것도 포만감을 올려서 식사량을 줄이는 데 도움이 된다고 해요. 그 외 일정한 시간에 먹는 것, 식판을 쓰는 것도 양 조절에 도움이 되니 여러 가지 시도해보시고 자신에게 맞는 방법을 찾아 나가시길 바라요!

Q 노미디어 식사가 너무 어려운데 쉽게 하는 방법은 없을까요?

A 노미디어 식사가 중요한 것은 알지만 미디어 식사가 너무 익숙하다 보니 실행에 어려움을 느끼시는 분들이 많아요. 그럴 땐 아래 방법들을 하나씩 시도해보세요!

1. 오감(시각, 촉각, 미각, 후각, 청각)을 이용해서 먹는다.
2. 한입에 50번 이상 씹는다.
3. 음식을 혀로 굴린다.
4. 음식에 들어간 재료를 맞춰본다.
5. 팟캐스트나 음악 같은 청각 콘텐츠로 대체하다 서서히 줄인다.
6. 식사 동작 하나하나에 주의를 기울인다.

뇌는 한 번에 2가지 일을 잘 처리하지 못해서 영상을 보며 먹으면 주의가 분산됩니다. 식사에 집중하지 못하는 만큼 식사에 대한 만족감이 떨어질 수밖에 없고요. 그렇다고 끄고 먹으려니 너무 심심하게 느껴진다면 음식을 콘텐츠라고 생각해보세요. 재밌는 영상에 몰입하듯 시각, 후각, 미각, 청각, 촉각 같은 감각을 총동원해서 먹으면 식사 시간이 훨씬 재밌고 다채로워집니다. 만족감과 포만감도 올라가서 과식, 폭식하는 습관, 식후에 바로 간식을 찾는 습관이 자연스럽게 줄어들 거예요.

의식적으로 오래 씹는 것도 노미디어 식사를 쉽게 하는 방법의 하나에요. 오래 씹을수록 침이 많이 나와서 음식에 있는 유해 물질들을 중화시켜줍니다. 그만큼 몸에 들어오는 독소를 줄일 수 있고, 음식물이 잘게 부서져 위장의 부담도 훨씬 줄어들어요. 실제로 노미디어 식사를 하면서 더부룩함, 체함 같은 소화 장애가 개선되신 분들이 정말 많아요. 소화가 잘되는 만큼 영양소도 더 잘 흡수할 수 있게 되고요.

불안할 때 손톱을 씹는 건 턱을 움직여 즉각적으로 스트레스를 풀기 위한 무의식적인 행동이라고 해요. 그만큼 많이 씹으면 스트레스 완화에도 도움이 됩니다. 턱을 움직이는 저작 작용을 통해 뇌로 가는 혈류량이 많아져 판단력, 기억력이 향상되기도 해요. 잘 씹는 것만으로 더 똑똑해질 수 있다니 정말 놀랍지 않나요?

음식에 집중할수록 미각이 살아나는 것을 느낄 수 있어요. 자극적인 음식들이 너무 자극적으로 느껴지고 신선한 음식의 맛에 눈을 뜨게 됩니다. 간을 세게 하지 않아도 음식이 맛있게 느껴지고 식사 시간이 점점 더 즐거워집니다. 이렇게 건강한 입맛을 갖게 되면서 어느새 건강한 음식을 더 많이 찾는 자신을 발견하게 될 거예요. 자연식물식이 일시적인 식단이 아니라 생활 방식이 되는 거죠.

이렇게 노미디어 식사를 외치는 저도 가끔 핸드폰 보면서 식사하고 싶은 유혹에 흔들릴 때가 있어요. 어쩌다가 한 번은 틀어 놓고 먹기도 하고요. 그래도 다시 노미디어 식사로 돌아올 수 있는 이유는 이 식사의 장점을 빠짐없이 경험했기 때문이에요. 저도 예전엔 영상 틀어 놓고 배달 음식 먹는 게 하루의 낙이었는데 결국 목마른 사람이 바닷물을 마시는 것 같은 악순환이 반복되더라고요. 계속해서 과식하고, 소화 장애로 고생하고, 살찌고, 건선은 심해지고… 정말 좋지 않은 식습관이라는 걸 뼛속 깊이 깨달았어요. 스트레스를 풀기 위한 행동이었지만 오히려 스트레스는 점점 더 쌓이고 있었던 거죠.

저도 미디어 식사가 얼마나 유혹적인지 잘 알고 있지만, 그래도 노미디어 식사는 정말 치유의 기본 중 기본이라고 생각해요. 다른 건 다 잊어버려도 '노미디어 식사' 하나만큼은 기억하셨으면 할 정도로요. 그러니 식사 시간을 명상 시간이라고 생각하시고 요리를 준비하는 과정부터 정리하는 과정까지 온전히 집중하시고 즐기셨으면 좋겠습니다.

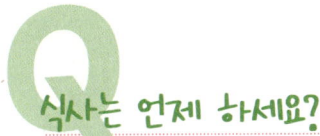
식사는 언제 하세요?

저는 몸의 생체 리듬에 맞춰서 일정한 시간에 식사하고 있어요. 24시간 기준의 생체 리듬은 크게 배출, 섭취, 동화 주기로 나눌 수 있어요.

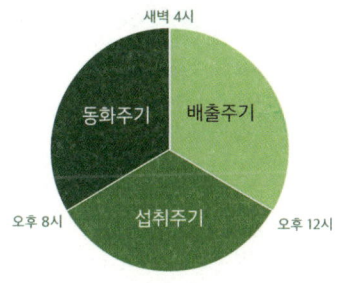

아침은 림프가 활성화되며 노폐물과 독소를 집중적으로 배출하는 배출 주기로, 독소 배출에 도움 되는 채소, 과일 등의 가벼운 음식을 먹고 있어요. 그러다 보니 점심이나 저녁처럼 식사 시간을 딱 정해놓기보단 배출 주기 내에서 유동적으로 먹는 편이에요. 보통 먼저 셀러리 주스나 채소 스무디를 한 잔 마시고 30분 뒤 과일과 차를 함께 먹어요. 그러다 또 배가 고파지면 과일을 더 먹고요. 격한 근력 운동이나 러닝 등으로 오전 활동량이 많은 날엔 두유에 오트밀이나 고구마, 단호박을 같이 먹는 방식으로 조금 더 든든하게 먹고 있어요. 전날 많이 먹어서 배가 고프지 않을 때는 아침 식사를 건너뛰기도 해요.

오후 12시부터 8시까지는 음식에서 섭취한 에너지로 활발히 활동하는 섭취 주기에요. 저는 이 8시간 안에 점심과 저녁을 모두 먹고 활동에 필요한 에너지를 얻습니다. 보통 점심은 12시, 저녁은 6시쯤에 먹어요. 가끔 식사 시간이 늦어질 때도 있지만 그래도 최대한 1시간 이내로 식사하려고 해요. 식사는 우리 몸에 월급과도 같아서, 일정한 시간에 먹어야 우리 몸도 안심하고 에너지로 활발하게 잘 쓸 수 있기 때문이에요. 악덕 사장처럼 월급(음식)을 들쭉날쭉하게 준다면 우리 몸은 불안해하면서 음식을 비축하려고 하겠죠? 그럼 회복이나 면역같이 꼭 필요한 대사에 에너지가 쓰이지 못하고 계속 지방으로만 쌓이는 사태가 벌어질 수 있어요. 그러니 규칙적인 시간에 식사하시는 것 꼭 잊지 마세요!

간식은 주로 점심과 저녁 사이인 오후 3~4시쯤에 먹어요. 간식은 덜 먹을수록 좋긴 하지만 자연식물식을 하다 보니 밥 먹고 3시간쯤 뒤엔 배가 꺼지더라고요. 그렇다고 매일 먹진 않지만, 웬만하면 섭취 주기 내에서 한 번 정도만 먹고 그 외 군것질은 하지 않으려고 합니다. 너무 자주 먹으면 끊임없이 소화에 에너지를 빼앗기게 되고, 위장에도 부담되기 때문이에요. 특히 단맛의 간식을 너무 자주 먹으면 인슐린 저항성이 올라가 당뇨 같은 대사 질환에 걸릴 위험성도 높아져요. 그러니 간식을 드시더라도 너무 자주 먹는 것이 아니라 최소 2시간 간격을 두고 드시는 걸 추천해 드려요.

오후 8시부터 새벽 4시까지는 동화 주기로, 휴식과 숙면을 통해 몸이 회복하는 시간이에요. 특히 성장 호르몬이 많이 나오는 저녁 10시부터 새벽 2시까지가 치유의 골든 타임입니다. 이때 깊게 잠들 수 있도록 저녁 식사 이후로 음식 섭취를 멈추고 공복을 유지하는 게 좋아요. 잘 때 위장에 음식이 남아있으면 혈액이 소화 기관으로 몰리면서 에너지가 분산되기 때문에 숙면에 방해될 수 있거든요. 그래서 잠들기 최소 4시간 전부터는 아무것도 드시지 않는 것을 추천해요. 자기 전까지 모두 소화되도록 저녁도 너무 무겁지 않게 드시는 게 좋고요. 그래서 저는 보통 점심을 가장 무겁게 먹고 저녁은 그보다 가볍게 먹으려고 합니다. 이렇게 긴 공복 시간을 확보할 때 우리 몸에서 불필요한 세포를 청소하는 자가 포식이 일어나 건강한 세포들이 새롭게 생겨납니다. 그만큼 공복 유지는 세포와 몸의 회복에 필수적이에요.

실제로 건선 치유할 때 공복 시간을 칼같이 지켰고 그 덕에 빠르게 건선을 치유할 수 있었다고 생각합니다. 물론 각자 생활 방식이 다르니 다른 사람의 식사 시간을 강박적으로 따라 하거나 복잡하게 생각하실 필요는 없어요. 한 끼만 먹는 게 잘 맞는다고 생각하시면 한 끼만 먹어도 돼요. 간헐적 단식도 16시간부터 효과가 있다곤 하지만 공복 시간을 채우기 위해 억지로 참으실 필요는 없어요. 저녁 식사 후 공복을 유지하면 다음 날 오전까지 공복 12시간은 쉽게 채울 수 있거든요. 더 필요하다면 거기서 조금씩 늘려나가면 됩니다. 가장 좋은 건 자신의 생활 방식에 맞게 하는 것인데, 규칙적으로 식사하는 것과 자기 전 공복 4시간 유지만큼은 꼭 기억해주시길 바라요!

Q 탄수화물을 줄이는 방법이 있을까요?

A 탄수화물은 우리 몸에 필요한 에너지를 공급해주지만 과하게 먹으면 혈당 스파이크와 비만을 일으킬 수 있어요. 특히 흰 쌀밥이나 흰 설탕, 흰 밀가루로 만든 빵, 과자 같은 정제 탄수화물은 몸에 빠르게 흡수되어 염증과 피로를 유발합니다. 탄수화물을 건강하게 섭취하기 위해선 이런 정제 탄수화물보다 현미나 귀리같이 혈당을 천천히 상승시키는 복합 탄수화물 비중을 늘려나가는 것이 좋아요.

백미 대신 현미, 흰 밀가루 빵 대신 통밀빵, 과자 대신 고구마 등 복합 탄수화물로 하나씩 대체해나가시면 정제 탄수화물 줄이는 데 도움이 됩니다. 이런 통곡물은 식이섬유가 더 많아 포만감을 주는 대신 소화가 잘 안 될 수도 있어요. 그렇다면 통곡물을 좀 더 익히거나 더 꼭꼭 씹어 먹는 게 필요합니다. 특히 현미는 한입에 50번 이상 씹어서 죽을 만든다고 생각하시고 드시는 게 좋아요.

질 좋은 단백질이나 지방을 먹는 것도 포만감 채우는 데 도움이 됩니다. 사람마다 다르겠지만 저는 정제 탄수화물을 먹을 바에는 단백질이나 지방질을 먹는 게 더 낫다고 생각해요. 물론 고단백 고지방 음식을 과하게 먹으면 장기에 부담되고 염증을 증가시킬 수 있으니 너무 많이 먹지 않도록 주의해야 합니다.

밥 대체재로 곤약밥이나 곤약면처럼 열량이 매우 낮은 음식을 드시기도 하는데, 오히려 열량이 너무 부족해져서 빠르게 혈당을 올려주는 정제 탄수화물을 찾게 될 수 있어요. 탄수화물은 무조건 나쁘다는 인식이 있지만 사실 포도당은 우리 몸이 가장 부담 없이 쓰기 좋은 1순위 원료에요. 원활한 대사 활동을 위해 꼭 필요하고, 부족해지면 근육 손실부터 뇌세포 파괴까지 신체 전반에 악영향을 줄 수 있어요. 그러니 무조건 안 좋게 보기보다 내 몸에 얼마만큼 필요하고, 어떻게 하면 더 건강하게 먹을 수 있을지 고민해보시길 바라요!

Q 식재료는 어디서 사시나요?

A 원래는 한살림이나 오아시스 같은 유기농 매장을 자주 이용했는데, 요새는 채소 정기 배송 서비스인 '어글리어스'를 가장 많이 쓰고 있어요. 친환경 농산물이 많은데다 일주일에 한 번씩 채소 상자를 집 앞까지 배송해주니까 장 보는 시간과 수고를 덜 수 있어 편하더라고요. 못생겼다는 이유로 버려지는 채소를 구출한다는 뿌듯함도 느낄 수 있어요. 원치 않는 채소가 있다면 제외할 수 있고, 앱으로 원하는 채소 선택이나 날짜 변경도 손쉽게 할 수 있어요. 장 볼 때마다 매번 채소 선택하는 게 번거로우시거나 장 볼 시간이 부족하신 분들에게 추천해드려요.

어글리어스에 원하는 채소가 없을 땐 유기농 매장으로 갑니다. 매장마다 괜찮은 품목이 조금씩 달라서 여러 곳을 둘러보고 선택하셔도 좋아요. 저는 주로 한살림을 가는데, 온라인에선 다양한 곳에서 구매하는 편이에요. 건강한 제품을 파는 곳이 정말 많거든요. 가끔 일반 마트도 가긴 하지만 대부분 생필품을 사러 가는 거고, 먹는 건 가능한 유기농 전문 매장에서 사려고 해요. 음식에서 가장 중요한 건 좋은 식재료니까요.

어디서 뭘 사야 할지 아직 고민이시라면 우선 한살림을 추천해 드려요. 제철 채소가 다양하게 나오는 편이고 가공식품도 다른 곳에 비해 건강해요. 모든 제품이 다 좋은 건 아니지만 무엇을 사든 중간은 하는 것 같아요. 오아시스나 초록 마을도 좋은 제품이 많고 배달 시스템도 잘 되어 있어서 추천해요. 처음엔 자연 재료 고르는 게 어색하고 헷갈릴 수 있지만, 자꾸 사다 보면 익숙해지니 너무 걱정하지 마세요. 저도 처음엔 아는 것만 골랐는데 점점 낯선 채소에도 손을 뻗게 되더라고요. 경험하는 만큼 성장할 수 있으니 일단 무엇이든 사서 요리해 보세요! 어느새 채소 장보기의 달인이 된 자신을 발견할 수 있을 거예요.

(제가 추천하는 식재료와 제품이 궁금하다면 QR 코드를 확인해보세요!)

Q. 어떤 기준으로 제품을 고르시나요?

A. 자연 재료는 '국내산 유기농 작물'을 우선 고르는데, 유기농을 찾기 어렵다면 최소 무농약으로라도 사려고 합니다. 그러다 보니 일반 마트가 아닌 유기농이나 친환경 매장에서 많이 구매하게 되는 것 같아요. 일반 마트에서 판매되는 것들은 대부분 농약과 화학 비료를 써서 재배된 것이라 유기농 작물만큼 안전하거나 영양가가 많지 않거든요. 작물 중에서도 영양가 높고 가격도 저렴한 제철 작물을 위주로 고르려고 해요. 헷갈린다면 매장 직원분들에게 물어보는 것도 좋아요. 대부분 친절하고 자세히 알려주십니다.

가공식품은 무엇으로 만들어졌는지에 따라 제품의 질이 하늘과 땅 차이라서 제품에 표시된 영양 성분표를 꼭 확인하고 사요. 국내산 유기농 작물과 최소한의 재료로 단순하게 만들어진 제품을 선호합니다. 유기농에 관해선 타협할 때도 있지만 식품 첨가물엔 엄격한 편이라 첨가물이 5가지 이상 들어간 제품은 잘 사지 않아요. 제품이 만들어지는 환경이나 포장 재질도 고려하지만 가장 중요한 것은 '어떤 원재료를 썼는가'입니다.

우리가 가장 조심해야 할 음식 중 하나인 '초가공식품'엔 복잡한 첨가물이 들어간 경우가 많아요. 원재료 흔적을 찾아보기 힘들 정도로 가공되었고 많은 첨가물이 들어가거든요. 유통 기한을 늘리기 위한 방부제도 필요하고요. 그래서 첨가물을 기준으로 고르면 대부분의 초가공식품을 거를 수 있게 됩니다. 영양 성분표 보는 걸 어렵게 생각하실 필요 없어요. 내가 모르는 첨가물이라면 몸에도 안 좋을 확률이 높으니 이름 모를 첨가물이 많다 싶으면 그 제품은 피하시면 됩니다. 안타깝게도 마트나 편의점에서 파는 많은 제품이 여기에 해당해요. 일반 마트가 아닌 유기농 매장을 추천하는 이유도 바로 여기에 있습니다.

Q 시작하기가 너무 막막한데 뭐부터 해야 할까요?

A 치유의 과정은 쓰레기가 가득 찬 집을 청소하는 것과 비슷하다고 생각해요. 쓰레기 버리는 것을 잠시 멈춰야 청소를 제대로 시작할 수 있는 것처럼, 독소 음식부터 줄여야 효과적으로 치유해나갈 수 있어요. 그러니 우선 자신이 가장 많이 먹는 독소 음식이 무엇인지부터 확인해보세요. 먹을 때마다 음식 사진을 찍거나 기록하는 게 큰 도움이 됩니다. 생각보다 습관적으로 먹는 것이 많아서 한 발 떨어져 관찰해야만 알 수 있는 것들이 있거든요. 그러다 의심 가는 음식을 발견하면 그것부터 줄여보세요. 잘 모르겠다면 우선 '초가공식품'부터 줄이시는 걸 추천해요. 초가공식품은 그 유해성이 많이 밝혀진 만큼 다른 음식보다 개인차가 적은 편이라고 생각해요. 한 마디로 만인에게 좋지 않은 음식이니 건선에도 안 좋을 가능성이 큰 거죠.

그게 너무 어렵다면 먼저 마실 것을 바꿔보세요. 저도 처음엔 음식 바꾸는 게 너무 어려워서 술, 커피, 액상과당부터 끊어봤어요. 그래도 낫지 않아 음식을 바꾼 것인데, 그래도 한 번이라도 독소 음식을 줄여본 경험이 식습관 바꾸는 데 도움이 되었다고 생각해요.

음식 바꿀 마음을 먹었다면 가장 먼저 해야 할 일은 바로 '냉장고 정리'에요. 냉장고에 있으면 언젠간 먹게 되기 때문에 '냉장고=내 몸'이라고 생각하시면 돼요. 첨가물 가득한 시판 양념들, 언제 샀는지 기억도 안 나는 음식, 오래된 기름, 가공식품, 인스턴트 등 몸에 안 좋은 것들은 싹 정리해주시고 대신 좋은 양념과 현미, 귀리 같은 통곡물, 신선한 제철 채소들로 채워주세요. 건강한 것들을 가까이에 둬야 치유도 쉬워집니다. 특히 현미밥과 된장국은 자연식물식의 기본이니 현미와 된장은 꼭 구매하셔서 매 끼니 드세요. 여기에 상추, 깻잎 같은 쌈 채소로 밥을 두부나 된장과 싸 먹으면 맛있고 간단하게 치유를 시작할 수 있어요.

처음엔 누구나 막막해요. 저도 그랬기에 그 막막한 심정 충분히 이해하고요. 평생 해왔던 식습관을 바꾼다는 건 정말 쉽지 않은 일이잖아요. 그래도 어설프게라도 시작해야 해요. 모든 여정엔 첫걸음이 필요한 법이니까요. 처음부터 완벽한 사람은 아무도 없으니 너무 부담 갖거나 스트레스 받지 마시고 지금 당장 할 수 있는 것부터 하나씩 해보세요. 하면 할수록 점점 더 수월해지는 걸 느끼실 거예요.

Q 요리 초보한테 추천할만한 요리가 있나요?

A 우선 현미밥과 된장국을 추천합니다. 레시피 보시면 정말 쉽다는 걸 아실 거예요. 재료와 밥솥, 냄비만 있으면 누구나 만들 수 있어요. 매일 먹어야 하는 음식인 만큼 이 두 가지 요리는 꼭 시도해보셨으면 좋겠습니다.

케일이나 양배추, 상추 같은 쌈 채소에 현미밥과 된장을 넣어 만든 쌈밥도 정말 쉬우면서 맛있는 요리에요. 채소를 찌거나 굽기만 하면 되는 채소 찜이나 채소 구이도 추천합니다. 뭘 먹어야 할지 모르겠다면 이 5가지 요리부터 시작해보세요. 레시피는 레시피 챕터에서 확인하실 수 있는데, 사실 모든 요리가 요리 초보도 충분히 할 수 있을 정도로 쉽고 간단해요. 그러니 겁먹지 마시고 다 한 번씩 따라서 만들어보세요. 생각보다 쉬워서 놀라실걸요?

Q 비건식이랑 자연식물식이 어떻게 다른가요?

A 간단히 말해 '가공식품'의 유무에서 차이가 있다고 보시면 돼요. 비건식엔 모든 비건 가공식품이 포함됩니다. 자연식물식은 가공식품을 지양하고 자연 상태에 가까운 음식을 지향해요. 둘 다 동물성 음식을 지양하지만 자연식물식이 조금 더 건강에 초점을 맞춘 식사법이라고 생각하면 됩니다. 비건 가공식품에도 첨가물이 얼마든지 들어갈 수 있어서 비건식이라고 모두 건강식은 아니에요. 이 부분을 꼭 명심하셨으면 좋겠습니다.

Q 꼭 유기농으로 먹어야 할까요?

A 건강한 음식엔 어떤 재료를 쓰는지가 가장 중요하기 때문에 되도록 유기농으로 드실 것을 추천해요. 유기농 작물이 농약과 화학 비료로부터 안전하고 영양소도 더 많아서 치유에 더 도움 될 수 있다고 생각해요. 저도 처음엔 유기농은 별 차이 없이 더 비싸다고만 생각했는데 확실히 일반 작물보다 싱싱하게 오래 가더라고요. 값을 조금 더 내더라도 유기농이 가진 생명력을 얻는다고 생각하면 그리 아깝지 않게 느껴져요. 이 땅을 살리는 일이기도 하고요.

100% 유기농으로 먹기는 힘들더라도 건선 집중 치유 기간만큼은 되도록 유기농으로 드셨으면 좋겠어요. 요즘은 가공식품도 유기농 제품이 많이 나오고 있어서 찾기 어렵지 않을 거예요. 채식 요리 연구가 예하님의 말씀처럼 '좋은 먹거리는 나를 바꾸고 땅을 바꾸는 일'이기 때문에 소중한 나를 위한 선물이라고 생각하고 유기농을 많이 찾으셨으면 좋겠습니다.

Q 간식으론 어떤 걸 드시나요?

A 여름엔 찐 단호박을 많이 먹고 다른 계절엔 찐 고구마를 많이 먹어요. 그 외에도 차, 과일, 두유, 두유 요거트, 과일 스무디, 누룽지칩, 초코 무스, 바나나 무스, 바나나 아이스크림, 두유볼, 그래놀라, 통밀빵, 과일 샤베트 등 정말 다양하게 먹습니다. 간식도 자연식물식 범주 내에서 먹고자 직접 만들어 먹을 때가 많아요. 이미 만들어진 제품을 사더라도 성분표를 보고 최대한 첨가물이나 당류, 기름 없이 좋은 재료로 만들어진 것을 고르려고 해요. 첨가물이 들어가지 않아서 맛이 없을 것 같지만 재료가 좋아서 더 맛있는 경우가 많아요.

간식을 안 먹을 때가 많지만 먹는다면 점심과 저녁 사이, 저녁 식사에 방해되지 않을 정도만 먹어요. 중간 크기 고구마 두 개 정도 먹는 것 같아요. 레시피 챕터에 건강한 간식 레시피도 있으니 참고해 보세요. 직접 만들어 먹을 때 만족감을 더 크게 느낄 수 있고, 설탕과 기름이 얼마나 들어가는지 내 눈으로 확인할 수 있어서 양 조절에도 큰 도움이 됩니다. 간식은 되도록 안 먹거나 자연 재료로 먹는 것이 가장 좋으나 정말 먹고 싶을 게 있을 땐 즐겁게 먹는 것도 방법이에요. 꾸준히 하려면 강박 없이 즐겁게 해야 한다는 것 꼭 기억해주세요~!

Q 식사 후 계속 간식이 당기는데 어떻게 해야 할까요?

A 식사하고 곧바로 간식을 찾게 된다는 건 식사가 부실하다는 뜻일 수 있어요. 식사를 잘 마쳤다면 최소 1~2시간 이내로는 간식 생각이 나지 않는 게 정상이에요. 저도 간식을 먹긴 하지만 식사를 마치고 3~4시간 뒤에나 먹거든요. 그런 게 아니라 밥 먹고 나서 바로 또 간식 봉지를 뜯게 된다면 식사를 좀 더 잘 챙겨주시는 게 좋아요. 좋은 통곡물, 채소, 콩류, 해조류를 골고루 먹고 있는지, 초가공식품을 너무 자주 먹고 있는 것은 아닌지, 끼니를 불규칙하게 먹지는 않는지 스스로 확인해보세요.

특히 통곡물 같은 탄수화물이 부족하면 달달한 간식을 더 찾게 될 수 있으니 밥을 꼭 잘 챙겨 드세요. 밥 조금 먹고 간식 많이 먹는 것보다 밥 많이 먹고 간식 덜 먹는 게 훨씬 건강합니다. 단백질이나 지방질이 부족해도 간식이 당길 수 있어요. 그럴 땐 두부나 견과류, 올리브(올리브유), 아보카도같이 좋은 단백질, 지방질을 좀 더 추가해보세요. 이렇게 현재 내 식사에 무엇이 부족한지 살펴보고 개선하는 게 필요합니다.

수면 부족이나 과도한 스트레스도 간식을 당기게 할 수 있어요. 전쟁터에 군수품이 필요하듯 피로한 몸에 에너지를 충당하기 위해 식욕이 치솟게 되거든요. 피곤한 날 먹어도 먹어도 허기진 건 바로 그 때문이에요. 스트레스성 폭식이라는 말도 괜히 있는 게 아닙니다. 이렇게 피곤하고 스트레스가 많을수록 간식도 더 많이 찾게 되니까, 푹 자고 잘 쉬어 주세요. 잘 먹기 위해서는 좋은 수면과 스트레스 관리가 필수입니다.

저도 회사 탕비실을 다 털어먹을 정도로 간식쟁이였는데, 밥을 규칙적으로 잘 챙겨 먹고 잘 쉬고 잘 자면서 간식에 대한 갈망이 많이 줄었어요. 예전엔 자나 깨나 음식 생각뿐이었는데 지금은 식욕이 안정되어 크게 당기는 것도 없고 과식도 잘 안 해요. 결국은 기본이 탄탄해야 간식의 유혹에도 흔들리지 않게 된다고 생각합니다. 그러니 식사, 수면, 스트레스, 운동 같은 기본적인 것들을 잘 챙겨주세요.

식후 디저트 욕구를 낮출 수 있는 한 가지 팁을 더 알려드릴게요. 식사 30분 전에 주먹 크기의 과일을 먹어보세요. 이것을 식전 과일이라고 하는데, 과일의 단맛 덕분에 간식에 대한 욕구가 어느 정도 충족됩니다. 다음 끼니를 소화하는데도 도움이 되고, 과식도 예방할 수 있어요. 낮 12시 반에 밥을 먹는다면 30분 전인 12시 정도에 식전 과일을 한 주먹 먹으면 됩니다. 주의할 점은 과일이 다 소화된 후에 밥을 먹는 거예요. 과일은 대부분 30분이면 다 소화되는데 바나나는 1시간 정도로 오래 걸리고 멜론류는 10분이면 소화되니까 이 부분을 유의해서 식전 과일식을 시도해보세요~

Q. 꾸준히 식단을 유지하시는 비결이 뭘까요?

A. '완벽하지 않아도 좋다.'는 마음이라고 생각해요. 물론 식단 코치로 활동하는 것도 도움이 되지만, 그것보단 완벽하게 해야 한다는 부담을 내려놓은 게 더 큰 것 같아요. 원래 완벽주의 기질이 있어서 쉽지는 않았지만, 지속하려면 쉽고 즐거워야 한다는 걸 깨달았어요. 사람이 늘 완벽할 수는 없는 거잖아요. 저도 전시를 하지 않아서 그렇지 외식할 때도 있고 많이 먹을 때도 있어요. 그럴 때마다 '또 안 좋은 거 많이 먹었네.'하고 자책하기보다 '아, 잘 먹었다~ 이제 다시 건강하게 먹어볼까?'하고 다시 돌아와요. 물론 건선 집중 치유 기간 때는 이것보다 훨씬 엄격하게 하긴 했지만, 치유 이후에는 '지속 가능성'을 더 깊게 고민하게 되었어요. 다시 전처럼 먹으면 건선이 재발할 수도 있고, 꼭 건선 때문이 아니더라도 건강하게 먹어야 건강하게 살 수 있으니까요.

건선 집중 치유 기간만큼은 타협하지 않고 엄격하게 하는 게 더 낫다고 생각하긴 해요. 근데 이것도 사람마다 달라서, 나에겐 어떤 방법이 잘 맞을지 고민해보시길 바라요. 확실한 건, 완벽하게 하려다가 제

풀에 지쳐 포기하는 것보다 70점이라도 꾸준히 하는 게 더 낫다는 거예요. 건선 치유는 장거리 달리기니까요. 당장 좋아지지 않고 심지어 떨어지는 것 같이 느껴지는 게 꼭 주식 장기 투자 같기도 해요. 그러나 멀리서 보면 우상향을 그리고 있으니 길게 보시고 지속할 수 있는 선을 찾아 나가세요. 한 끼 한 끼에 일희일비하지 않고 뚝심 있게 내 속도대로 꾸준히 한다면 언젠간 꼭 빛을 보게 될 거예요. 치유는 누구에게 인정이나 칭찬받으려 하는 게 아니라 자신을 위해 하는 것이라는 걸 꼭 기억해주세요.

식단 유지의 관건은 '요리'를 얼마나 쉽고 재밌게 할 수 있느냐에 달렸다고 생각해요. 누가 끊임없이 집밥을 만들어주는 경우가 아니라면 말이죠. 저는 그래서 주방을 요리하기 최적의 동선으로 맞췄고 조리 도구도 필요한 선에서 다 장만했어요. 장보기도 효율적으로 하기 위해 채소 정기 배송 서비스를 이용하고, 양념도 떨어지는 일 없도록 미리미리 채워놔요. 이렇게 요리하기 좋은 환경을 만들어 놔야 바쁠 때도 스트레스 덜 받고 즐겁게 요리할 수 있어요. 완벽하게 준비할 필요까진 없지만 요리하는 데 있어 조금이라도 불편한 점을 느낀다면 빠르게 개선하는 게 좋아요. 그런 것들이 하나씩 쌓이면서 점점 요리에 소홀해지고 간편한 대체식을 찾게 되거든요. 그러니 어떻게 하면 더 손쉽게 요리하고 간편하게 식단을 챙길 수 있을지 계속 고민해보시길 바라요.

건강 관련 커뮤니티에서 활동하거나 모임에 나가는 것도 큰 도움이 돼요. 나와 비슷한 목표를 갖고 열심히 살아가는 사람들과 교류하면

많은 자극을 받고 여러 가지 팁들도 얻을 수 있거든요. 제가 자연식물식 네이버 카페나 단톡방 같은 건선 치유 커뮤니티를 만들고 운영하는 이유도 바로 여기에 있어요. 운영자이긴 하지만 동시에 참여자로 자연식물식을 지속하는 데 큰 도움을 받고 있습니다. 그러니 여러분도 혼자 하지 마시고 모임이나 요리 수업을 통해 다른 사람들과 소통하는 시간을 가져보셨으면 좋겠어요. 분명 그 안에서 응원 받고 다시 해나갈 열정과 용기를 얻으실 수 있을 거예요.

건선 자연치유
카카오톡 단체톡방

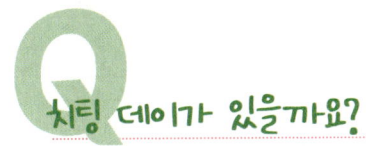 치팅 데이가 있을까요?

A 치팅 데이가 있으면 보상심리가 생길 수 있어서 일부러 만들지 않으려고 해요. 보상심리가 생긴다는 것 자체가 어떤 일을 부자연스럽게, 억지로 하고 있다는 뜻이니 차라리 조금 더 느슨하게 하더라도 치팅 데이는 따로 만들지 않는 걸 추천합니다. 어쩌다 안 좋은 음식을 먹게 되더라도 그저 수많은 일상 중 하나일 뿐이에요. 언제든지 원하는 걸 먹을 수 있지만 내가 스스로 선택해서 먹지 않는다고 생각해야지 강박 없이 꾸준히 할 수 있습니다. 그러니 평소에 너무 무리하고 있는 것은 아닌지 꼭 틈틈이 확인해보세요. 건선 치유를 위해 잠깐 참는 게 아니라 건강한 식습관을 만들어 꾸준히 건강하게 먹는 게 우리의 최종 목표니까요. 그러기 위해선 강박적인 100점보다 행복한 70점이 훨씬 낫다는 것을 꼭 명심해주세요!

Q ○○은 먹어도 괜찮을까요? (빵, 두부, 떡, 백미, 대체당 등)

A 음식 자체보다 어떤 재료로, 어떻게 만들었는지가 더 중요해요. 같은 소스라도 집에서 첨가물 없이 건강하게 만든 것과 온갖 첨가물이 다 들어간 마트 소스가 다른 것처럼요. 어떤 음식을 먹을지 말지 고민되신다면 그 음식이 어떤 재료로 만들어졌는지부터 확인해보세요. 물론 밀가루나 쌀가루 같은 정제 탄수화물이나 설탕이 많이 들어간다면 아무리 좋은 재료라고 해도 몸에 좋기는 힘들겠죠? 이런 부분까지 잘 고려하여 최대한 좋은 재료로 단순하고 깨끗하게 만든 것을 고르세요.

사람마다 몸 상태나 체질도 달라서 같은 음식을 먹어도 반응이 천차만별이에요. 취약한 음식도 다 다르고요. 그래서 이 질문에 가장 잘 대답할 수 있는 사람은 바로 자기 자신이에요. 물론 밀가루나 설탕, 팜유, 대두유, 트랜스 지방 등 논란의 여지 없이 확실한 독소 음식들도 있지만, 그렇지 않은 음식도 있기에 이건 식단 일기를 쓰고 내 몸을 관찰하며 알아나가는 수밖에 없어요. 저는 매운 음식과 밀가루에 특히 취약했는데, 매운 음식을 먹어도 괜찮았던 분도 있었어요. 이렇게 개인차가 있으니 직접 내 몸에 실험해본다는 생각으로 치유해나 가셨으면 좋겠습니다.

저는 치유할 땐 보수적으로 접근하는 게 좋다고 생각해서 건선 금기 음식으로 알려진 건 다 피했어요. 그게 현실적으로 힘드신 분들은 자기에게 맞지 않는 음식부터 줄여나가시면 됩니다. 그렇게 내 몸에 대한 데이터가 쌓이면 쌓일수록 본인만의 기준이 생기면서 다른 사람들이 하는 말에 덜 흔들리게 됩니다. 이게 없다면 끊임없이 흔들리고 음식을 고를 때마다 혼란스러울 수밖에 없어요. 특정 음식에 너무 집착하기보다 전체적인 맥락과 몸 상태를 고려하며 치유해 나가시길 바라요!

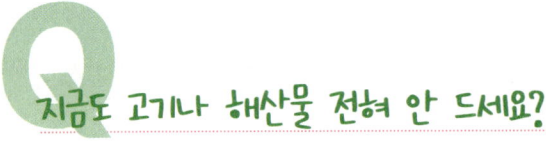
Q 지금도 고기나 해산물 전혀 안 드세요?

A 집에서는 보통 자연식물식을 하고 단체 생활에서 어쩔 수 없이 먹어야 할 때는 고기와 해산물 가리지 않고 먹습니다. 2년 정도는 채식 식당 위주로 가면서 동물성 음식을 거의 먹지 않았는데 외부 활동에 제약이 너무 많이 생겨서 지금은 조금 더 느슨하게 하고 있어요. 그래도 여전히 튀기거나 매운 음식보다는 해산물 위주의 순한 음식을 먹으려고 해요. 채식 식당이나 채식 메뉴를 고를 수 있는 상황이면 보통 채식을 고릅니다. 종종 동물성 음식을 먹기도 하는데 예전처럼 무분별하게 많이 먹지 않아요. 건강을 해치지 않는 선에서 자유롭게 먹고 있습니다.

최근 외식을 너무 자주 했다 싶으면 집밥 비중을 늘리려고 합니다. 이건 제가 집에서 일하기 때문에 좀 더 수월하게 조절할 수 있다고 생각해요. 출퇴근하는 직장을 다녔다면 매일 도시락을 싸지 않는 이상 이렇게 하기 어려웠겠죠.

각자의 상황이 다 다르니까 제가 하는 방법을 무작정 따라 하실 필요는 없습니다. 본인의 상황에 맞게 하시면 돼요. 중요한 건 채소 위주의 집밥을 얼마나 꾸준히, 또 즐겁게 먹을 수 있는 지에요. 고기나 해산물을 조금 먹어야 지속할 수 있겠다고 판단하시면 그렇게 하셔도 됩니다. 실제로 사회생활 때문에 주1~2회 외식하시면서 천천히 건선을 치유하신 분이 있어요. 이렇게 지속 가능한 방법은 각자 다르니 본인의 상황에 따라 하시길 바라요!

Q 자연식물식의 부작용은 없나요?

A 단순히 자연식물식을 한다고 부작용이 나타나는 것은 아니에요. 중요한 것은 무엇을, 어떻게 먹느냐입니다. 자연 재료 위주로 먹더라도 극단적으로 한 가지 음식에만 치우치거나 맞지 않는 식재료를 먹으면 영양 부족, 소화 불량 등 다양한 문제가 생길 수 있어요. 이건 어떤 식단이든 마찬가지예요. 그래서 내 몸이 하는 말에 자세히 귀 기울이며 올바른 방향으로 가고 있는지 계속해서 살펴봐야 합니다. 건선 상태, 피로감, 배변 활동, 소화력 등 컨디션의 변화를 잘 관찰하면서 필요한 부분을 그때그때 개선한다면 큰 부작용 없이 치유해나가실 수 있을 거예요. 다만 여러 번 시도했는데도 계속해서 몸이 나빠지기만 한다면 전문 의료인과 상담해보시는 것을 추천해 드립니다.

Q 단백질은 어떻게 섭취하나요?

A 단백질은 고기, 우유 같은 동물성 음식에만 있는 게 아니라 현미 같은 통곡물, 콩, 채소, 견과류, 해조류에도 풍부하게 들어있어서 현미밥에 채소 반찬만 잘 먹어도 충분히 섭취할 수 있어요. 특히 현미와 콩은 서로 없는 아미노산을 갖고 있어서 현미에 콩을 넣어 먹으면 필수 아미노산을 모두 섭취할 수 있습니다. 서리태나 땅콩 같은 일부 콩류, 견과류는 육류보다 단백질 비율이 더 높기도 해요. 이 밖에도 브로콜리, 시금치, 케일 같은 채소에 단백질이 많으며, 대두로 만든 두유나 두부, 콩 발효 식품인 템페, 된장도 훌륭한 단백질 공급원이에요. 소량이지만 과일에도 단백질이 있을 정도이니 꼭 동물성 음식을 먹어야만 단백질을 섭취할 수 있는 것은 아닙니다.

오히려 과한 단백질 섭취는 장기에 부담을 주고 독소를 많이 발생시키기 때문에 너무 많은 양을 먹지 않도록 주의하는 게 좋아요. 식물은 동물성보다 독소가 적고 식이섬유와 미량 영양소가 풍부해서 비교적 건강하게 단백질을 섭취할 수 있어요. 동물성 단백질은 위장에 오래 머물러서 더 큰 포만감을 줄 수 있고요. 식물성과 동물성 둘 다

장단점이 있지만, 소화가 더 잘되고 해독에 도움 되는 게 식물 쪽이라 식물성 단백질을 조금 더 추천하고 있어요. 게다가 우리나라 사람들은 대대로 현미 채식을 해왔기에 동물성보다 식물성 음식이 더 잘 맞고 장기에도 부담이 덜 된다고 생각해요.

실제로 채식하며 높은 기량을 펼치는 비건 운동선수들이 많아지고 있고, 제가 코칭 했던 분 중에서도 자연식물식과 운동을 병행하여 근육량 늘린 분들이 있어요. 저 또한 자연식물식하면서 두 달만에 근육 2kg 늘리는 데 성공했습니다. 모발과 손톱도 튼튼합니다. 근육의 성장은 단순히 단백질을 먹는다고 되는 게 아니라 부하 운동을 통해 이루어지기 때문에 꼭 동물성을 고집해야 하는 건 아니라고 생각해요. 채식을 통해 근육을 만들 만큼 양질의 단백질을 섭취할 수 있으니 '고기=힘'이라는 과거의 단백질 신화에서 벗어나 어떻게 하면 단백질을 더 건강하게 섭취할 수 있을지 고민해보셨으면 좋겠습니다.

Q 자연식물식으로 살 찌우는 방법이 있나요?

A 자연 재료 중에서도 열량이 높은 음식의 비중을 늘리시면 자연식물식으로도 충분히 증량할 수 있어요. 증량에 도움 되는 음식으로는 통곡물이나 콩류, 두부, 두유 같은 콩 제품, 견과류, 아보카도나 올리브같이 지방 비율 높은 채소, 질 좋은 들기름이나 엑스트라 버진 올리브유 그리고 바나나같이 탄수화물 함량 높은 과일이 있습니다.

자연식물식 초반에는 이렇게 먹어도 살이 빠질 수 있는데, 몸이 적응하면서 차차 자기에게 맞는 체중을 찾아가게 됩니다. 저도 처음에 10kg 가까이 빠졌다가 적응하니까 조금씩 다시 살이 붙더라고요. 지금은 근력 운동을 통해 근육을 많이 키운 상태입니다.

그래도 살이 너무 빠진다 싶으면 음식을 조금 더 자주 먹어주거나 식사에 질 좋은 동물성 음식을 추가하는 것도 방법이에요. 물론 너무 과도하게 먹으면 염증이 올라올 수 있으니 조금씩 늘리면서 몸의 반응을 살펴보시는 게 좋아요.

Q 자연식물식 하면 갈 수 있는 식당이 거의 없지 않나요? 외식은 어떻게 하나요?

A 채식 식당이나 한정식집을 가면 됩니다. 한국은 아직 외국만큼 채식 문화가 발달하진 않았지만, 그래도 찾아보면 꽤 있어요. 지방은 좀 더 찾기 어려울 수 있는데, 서울엔 동네마다 꼭 하나씩은 있어서 외식하기 그렇게 어려운 편은 아니에요. 꼭 채식 식당이 아니더라도 한식집에 가면 기본 나물 밑반찬이 나오는 곳이 많아서 비빔밥이나 시래기국, 된장국 같은 국을 시켜 나물 반찬과 먹으면 됩니다.

사실 채식 식당이라고 다 건강한 건 아니라서 치유하실 땐 외식을 최소화하고 집밥이나 도시락 드시는 걸 가장 추천하긴 해요. 저도 3개월 동안은 외식을 거의 안 하고 집밥 위주로 먹었어요. 그래도 어쩔 수 없이 밖에서 먹어야 할 때 최대한 건강하게 먹는 방법을 알려드릴게요.

메뉴 선택권이 있을 땐 식당을 '지역명과 키워드'로 검색해서 찾아보세요. 강남 건강식, 강남 비건 맛집, 강남 한식 같이 가고자 하는 지역과 키워드(한정식, 한식, 포케, 곤드레밥, 샐러드, 채식 식당 등)를 검색해서 그중 가장 건강해 보이는 식당을 고르시면 됩니다. 저는 지도 앱에 바로 '비건, 건강, 채식' 같은 키워드를 검색해서 찾기도 해요. 한식집, 채식 식당, 샐러드 전문점, 아시안 음식점이 제일 현실적인 선택지라고 생각되는데, 여기서도 최대한 통곡물과 채소 위주로 드셔주세요!

메뉴 선택권이 없을 땐 가장 덜 자극적인 음식을 고르세요. 맵거나 튀긴 음식, 밀가루, 유제품 등 나에게 특히 더 맞지 않는 음식이 있다면 그 음식은 더더욱 적게 드셔야 합니다. 덜 맵게 하거나 동물성 재료 빼달라고 부탁하면 들어주는 곳도 많으니까 한 번 식당 측에 물어보세요. 생각보다 이해해주시는 분들이 많습니다.

외식 직전에 어느 정도 배를 채우고 가는 것도 나쁜 음식을 적게 먹는 데 도움이 될 수 있어요. 저는 간단하게 먹을 수 있는 두유나 바나나, 오트밀, 샐러드, 고구마, 단호박, 과일을 추천해 드려요. 백미 대신 현미밥이나 잡곡밥 옵션이 있다면 바꿔서 드시고, 쌈 채소나 구운 채소 추가가 가능하다면 추가해서 드세요. 식전이나 식후 한 잔의 차도 과식 예방에 효과적이니 티백을 가지고 다니며 한 잔씩 드셔보세요.

결국 가장 중요한 건 금기 음식을 얼마나 최소한으로 먹느냐예요. 적게 먹을수록 좋지만 먹게 되더라도 너무 자책하진 마세요. 다음 날에 조금 더 신경 써서 관리하면 되니까요. 스트레스가 더 안 좋아요! 모쪼록 제가 말씀드린 방법들을 하나씩 적용하여 건강하게 외식하시길 바랍니다.

Q 여행 가실 땐 어떻게 하나요?

A 해외에서 여행할 땐 최소 하루 한 번은 직접 요리해서 먹으려고 해요. 그러다 보니 현지 마트와 매우 친해집니다. 나라마다 다르긴 하지만 아시안 마트가 꼭 하나씩은 있고 장보기 비용이 외식 비용보다 훨씬 저렴해서 직접 만들어 먹으면 건강도 챙기고 식비도 아낄 수 있어요. 마트마다 특색이 다른 것도 신기하고, 그 나라의 식료품을 구경하는 것도 큰 재미 중에 하나에요. 이렇게 장을 봐서 요리해 먹으면 그 지역 사람들의 일상과 문화를 조금 더 이해하게 되면서 관광이 아닌 진짜 여행한다는 느낌이 들어요. 볶음밥이나 샌드위치 같은 간단한 음식을 접이식 실리콘 통에 넣어 다니며 먹기도 하는데, 날씨 좋은 날 공원에서 먹으면 정말 운치가 좋아요. 외식할 때도 최대한 건강하고 맛있게 먹을 수 있는 곳으로 가려고 합니다.

저는 여행에서 먹는 것이 정말 중요하기 때문에 제 의지대로 먹을 수 없는 여행은 차라리 안 가는 게 더 낫다고 생각해요. 그래서 저는 제 식성을 이해하고 같이 즐길 수 있는 일행들과 여행합니다. 그렇지 않으면 서로 불편해지니까요. 어쩔 수 없이 가는 여행이 아니라면 건선 치유와 내 몸, 마음 건강이 우선이니 일행들과 조율해보시거나 치유 이후에 가시는 걸 추천해 드려요. 저도 루틴이 깨지는 걸 염려해서 치유하는 동안엔 어디 가지 않고 치유에만 집중했어요.

어쩔 수 없이 여행을 가게 되더라도 충분히 즐기고 오세요. 식단 때문에 스트레스받는 것보다 같이 간 일행들과 행복한 시간을 보내는 게 훨씬 낫습니다. 그렇다고 너무 주의 없이 먹으면 건선이 확 안 좋아질 수 있으니 건강도 어느 정도 챙기며 여행하시는 걸 추천해 드려요. 여행 이후엔 먹는 데 조금 더 신경 써주시는 게 좋고요.

Q 증상이 더 심해지는 것 같은데 이땐 어떡해야 하나요?

A 치유 초기 독소가 빠져나가는 과정에서 일시적으로 증상이 더 심해질 수 있어요. 그걸 명현 현상이라고 하는데, 보통 1주에서 2주 정도면 증상이 사라지고 호전되는 걸 느낄 수 있어요. 저도 치유를 시작하고 일주일 정도는 두피가 너무 가려워서 긁다가 잠에서 깰 정도였어요. 조금 걱정되긴 했으나 피로감이나 붓기는 확연히 좋아지는 것이 느껴져서 개의치 않고 꾸준히 했어요. 실제로 일주일이 지나니까 증상이 점차 사라졌습니다. 2주가 지나도 증상이 심해지기만 한다면 뭔가 잘못하고 있는 것일 수 있으니 한 번 더 식단과 생활 습관을 점검하고, 의료 전문가와 상담해보시는 것을 추천해 드립니다.

Q 생채소나 현미 소화가 잘 안 되면 어떡해야 하나요?

A 소화 능력에 따라 현미나 생채소 소화가 힘들 수 있어요. 그럴 땐 음식을 더 오래 가열하거나 물에 더 오래 불리거나 발효시켜 소화하기 쉬운 상태로 만들면 됩니다. 한입에 50번 이상 꼭꼭 씹어서 액체 상태로 만들어 먹는 것은 필수이고요.

현미는 12시간에서 최대 하루 동안 불린 후 취사하면 소화를 저해하는 물질을 제거할 수 있고, 밥도 훨씬 부드러워져요. 그래도 소화가 어렵다면 도정 현미나 발아현미 드시는 걸 추천합니다. 채소도 샐러드처럼 생으로 먹는 것은 피해주시고 데치거나 삶아서 드세요. 소화가 잘 안 되는데도 100% 현미나 생채소를 고집할 필요는 없어요. 뭐든 자신의 소화 능력에 맞는 음식으로 꼭꼭 씹어 완전히 소화 시키는 것이 중요합니다, 소화 능력이 좋아지면 그때부터 현미나 생채소를 조금씩 늘려가면 됩니다.

Q 영양제는 어떤 걸 드셨나요?

A 예전엔 몸에 좋다는 영양제는 다 찾아 먹었지만 결국 음식이 가장 중요하다는 것을 깨닫고 영양제는 따로 먹지 않았어요. 먹어도 비타민D나 비타민C 정도만 가끔 먹었습니다. 물론 영양제가 도움 되는 분도 있겠지만 자연 재료를 잘 챙겨 먹는다면 필요한 영양소를 충분히 채울 수 있다고 생각합니다. 영양제도 결국 자연에서 얻은 영양소를 가져와 만든 것이니까요.

채식하면 철분이나 아연 같은 무기질 부족을 걱정하시는데 저는 오히려 채식하면서 빈혈이 많이 좋아졌어요. 영양제도 어떤 원료로 어떻게 만드느냐에 따라 몸에 독이 될 수 있으니 공부해서 자신에게 잘 맞는 좋은 것으로 드셔야 합니다. 좋지 않은 원료로 만들었거나 오래된 영양제는 오히려 건선을 악화시킬 수 있으니 신중하게 선택하는 게 좋아요.

지금 저는 현대인들이 결핍되기 쉽다는 비타민B12를 보충하기 위해 비타민B군 영양제 정도만 가끔 먹고 있습니다. 이렇게 이미 건강한 밥상에 영양소를 조금 더 보충한다는 개념으로 먹는 게 가장 바람직하다고 생각해요. 효능이 비교적 확고하게 입증된 비타민D 영양제 정도는 도움 될 수 있지만, 결국 건강한 음식을 먹는 것과 바른 생활 습관을 가지는 것이 가장 좋은 방법이라는 걸 꼭 기억해주세요!

Q. 병원과 병행해야 할까요?

A. 이건 진짜 본인의 선택에 달렸다고 생각해요. 저같이 병원에 다니지 않고 약 없이 자연 치유할 수도 있지만, 병원 치료가 필요하신 분도 있을 수 있으니까요. 그러니 이 치료가 정말로 나에게 도움이 되는지 잘 생각해보시고 치유에 가장 도움 되는 방향으로 선택하시면 좋겠습니다. 건선이 만성 염증성 피부 질환인 만큼 병원에 다니는 것과 별개로 염증을 낮추기 위한 개인적인 노력은 필수라고 생각해요. 병원에 다닌다고 다 낫는다면 이 세상에 건선 환우는 한 명도 없을 거예요. 병원만 믿고 나쁜 식습관과 생활 습관 그대로 유지한다면 밑 빠진 독에 물 붓기나 다름없이 비싼 병원비만 축내게 됩니다. 만성 염증성 질환은 병원이 다 해결해주기 어렵고 일상에서 스스로 관리해야 한다는 것, 바른 식습관과 생활 습관이 기본이 되어야 병원 치료도 제대로 된 효과를 볼 수 있다는 것 꼭 명심해주세요!

여섯 번째
어니 코치의 자연식물식 레시피

어니 코치와 함께하는 7일 식단 프로그램

	월	화	수	목	금	토	일
아침	제철 과일 혹은 채소 스무디							
점심	현미밥, 아욱 된장국, 시금치 나물, 무 콩나물, 마른 김	두유 버섯 리조또, 채소 구이, 샐러드	곤드레밥, 콩나물국, 채소찜, 두부 들깨 강된장	현미밥, 들깨 표고 미역국, 알 배추찜, 무 콩나물, 마른 김	나물 김밥, 들깨 표고 미역국, 채소 구이	현미밥, 아욱 된장국, 채소찜, 시금치 나물	두유 오트밀 팬케이크, 블루베리 바나나스무디, 바나나 초코 아이스크림
저녁	케일 쌈밥, 들깨 표고 미역국, 두부 브로콜리 무침, 연근 조림	현미밥, 시금치 된장국, 알 배추찜, 마른 김	채소 카레, 완두콩 스프	채소 샤브샤브, 두부 브로콜리 무침	현미밥, 콩나물국, 연근 조림, 무 콩나물, 마른 김	곤드레밥, 두부 들깨 강된장, 마른 김	케일 쌈밥, 콩나물국, 알 배추찜, 샐러드, 마른 김

무엇이든 첫 일주일이 가장 어려운 것 같아요. 저도 치유 초창기에 무엇을 먹어야 할지 몰라서 많이 헤매고 힘들었는데, 이때 참고하면 좋을 식단표를 알려드릴게요. 레시피는 대부분 여기에 실려있으니 참고하셔서 배부르고 맛있게 치유해나가시길 바라요!

Tip 아침 식사가 부족하다면 두유를 추가하거나 가벼운 한식으로 먹기

Tip 특정 재료에 알러지가 있거나 몸에 맞지 않다면 해당 재료를 빼거나 다른 메뉴로 대체하기

자연식물식 치트키

1. 들깨 가루

어떤 요리든 넣기만 하면 고소해지는 들깨 가루는 자연식물식 대표 만능 치트키에요. 특히 나물이나 국 요리에 잘 어울리고, 비빔밥에 뿌려 먹어도 너무 구수하고 맛있어요. 오메가-3가 가득해서 염증에도 좋으니 산패되지 않게 잘 밀봉하여 냉동 보관하셔서 다양하게 활용해보셔요.

2. 양파

양파는 천연 감미료에요. 양파를 가열하면 단맛이 올라가면서 감칠맛을 더해주기 때문에 양파가 들어가는 요리는 양파부터 볶아주는 게 좋아요. 양파의 자연스러운 단맛 덕분에 다른 감미료를 따로 넣지 않아도 맛있어요. 양파 볶을 때 소금 한 꼬집 넣으면 단맛을 더욱 끌어올릴 수 있답니다.

3. 깨소금

깨소금은 들깨 가루만큼이나 활용도가 높아요. 한식에 가장 잘 어울리지만, 참깨를 갈아 만든 참깨 소스는 샐러드나 파스타, 후무스에도 두루 잘 쓰이기 때문에 신선한 깨 한 통 정도는 구비 해서 드시길 추천해요. 통깨는 소화가 잘 안 되니까 반드시 갈아서 드셔주세요!

4. 파 & 다진 마늘
국이나 나물 요리할 때 파를 먼저 볶으면 파 향이 올라와 음식이 더 맛있어져요. 마찬가지로 다진 마늘도 고급스러운 맛을 더해주는데, 둘 다 잘 타기 때문에 타지 않게 불 세기를 잘 조절해서 조리해주세요.

5. 발사믹
포도를 숙성시켜 만든 발사믹은 상큼하고 달콤해서 샐러드 소스로 제격이고, 채소 구이나 채소 찜에 뿌려 먹어도 맛있어요. 청포도로 만든 화이트 발사믹은 음식의 색을 해치지 않으면서도 상큼한 맛을 더해줘서 당근 라페나 코울슬로 같은 요리와 잘 어울려요. 발사믹을 넣은 간장에 부침개를 찍어 먹어도 감칠맛이 납니다.

6. 카카오 파우더
저는 초코를 정말 좋아하는데 밖에서 파는 건 아무래도 단순당과 첨가물이 많아 되도록 집에서 초코 간식을 만들어 먹고 있어요. 카카오 파우더만 있으면 고구마 초코 쿠키, 비건 브라우니, 초코 바나나 무스 등 찐한 초코 맛이 나는 온갖 초코 디저트를 만들 수 있으니 초코 좋아하시면 카카오 파우더는 필수입니다!

꼭 알아야 할 기본 레시피

지금 알려드리는 레시피는 2~3인분 분량이고, 계량은 아래 계량 기준을 참고하시면 됩니다. 이 책에선 대부분 큰술(T)을 기준으로 하는데, 사실 이런 계량이나 레시피는 크게 중요하지 않다고 생각해요. 집마다 양념의 염도나 화력이 다 달라서 결국 요리의 감을 익히고 응용하는 게 가장 중요합니다. 그러니 레시피에 너무 얽매이진 마시고 이를 바탕으로 직접 맛보고 냄새 맡고 소리로 들으며 자유롭게 만들어 보시기를 바라요!

계량기준

1t	=	1작은술	=	1티스푼	=	5cc (㎖)
1T	=	1큰술	=	1스푼	=	15cc (㎖)
1컵	=	180㎖	=	종이컵 한 컵		

(발아)현미밥 짓기

재료 유기농 (발아)현미 2컵, 물 3컵, 다시마 3x3 한 조각 혹은 물 한 컵당 소금 한 꼬집

기본요리

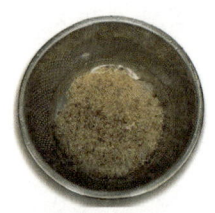

1. 양손으로 쌀을 부드럽게 비벼 2~3번 물을 갈며 씻는다.

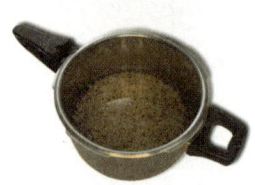

2. 쌀을 체에 밭쳐 물기를 뺀 후 솥에 (발아)현미가 넉넉히 잠길 만큼 물을 붓는다. 다시마 한 조각이나 소금 세 꼬집도 넣는다.

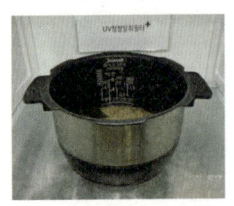

3. 현미와 물을 넣은 솥을 냉장고에 넣고 반나절~하루 정도 불린다.
   (발아현미는 30분~1시간 정도 불림.)

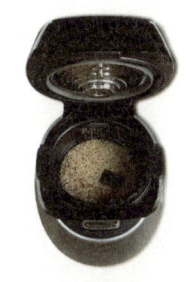

4. 현미 불린 물은 버리고 한 번 씻은 후 물 3컵을 넣고 현미는 현미 모드로, 발아현미는 백미 모드로 취사한다.
(불린 다시마는 밥솥에 같이 넣고 취사해도 좋음.)

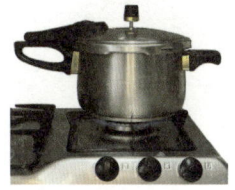

4.1. 냄비 압력솥의 경우 센 불에 올려 가열하다 추가 울리기 시작하면 중약불로 낮춰 10~15분간 추가 가열한다.

4.2. 불을 끄고 10분 정도 뜸을 들인다. 이때 압력솥의 압력을 강제로 빼지 않는다.

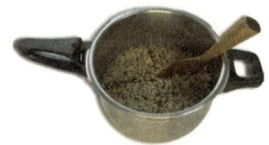

4.3. 김이 모두 빠지면 뚜껑을 열어 젖은 주걱으로 십자를 그려 바닥까지 뒤집어서 밥을 섞는다.

Tip
- 밥물은 현미 부피의 1.2~1.5배로 맞추기
- 발아현미는 발아현미 1 : 물 1.5 비율로 맞추기
- 밥물은 쌀의 수분 함량이나 화력, 냄비, 쌀 양에 따라 달라질 수 있으니 여러 번 시도해보면서 조금씩 조절하기
- 겨울엔 상온에서 불려도 좋으나 여름엔 상할 수 있으니 반드시 냉장고에서 불리기
- 곡물 중에선 조, 기장, 수수, 퀴노아만이 알칼리성이라 꼭 현미에 추가해서 지을 것을 추천

기본요리

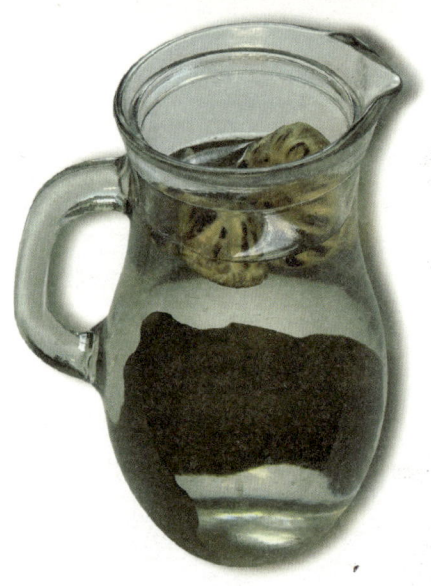

초간단 채수

재료 · 물 1L당 다시마 15x15 한 장, 건표고 2~3개

1. 용기에 물과 다시마, 건표고를 넣고 상온에서 3~4시간, 혹은 냉장고에서 하룻밤 우린다.

Tip · 건더기 건져서 냉장 보관하면 4일까지 사용 가능
  · 더 오래 두고 먹으려면 투명한 용기에 넣어 라벨링 후 냉동 보관
  · 냄비에 건더기까지 모두 넣어 15분 정도 끓이면 더 진한 맛의 채수를 낼 수 있음
  · 불린 다시마와 건표고는 요리 재료로 사용 가능

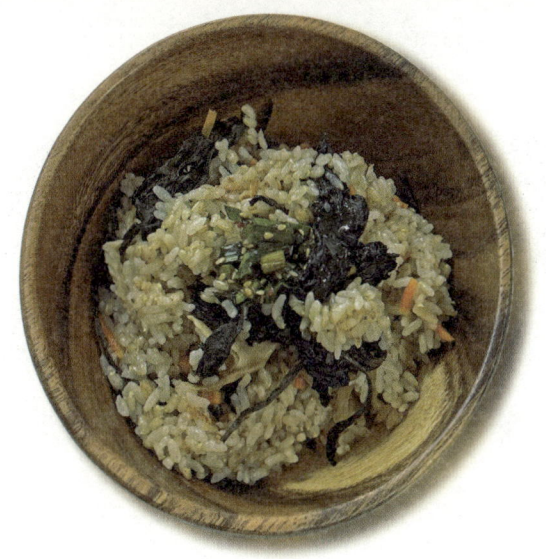

곤드레밥

재료 곤드레 나물 1컵, 표고버섯 1송이, 현미 2컵, 다시마 3x3 한 조각 (혹은 소금)

1. 솥에 현미와 물, 다시마 한 조각을 넣고 냉장고에서 반나절~하루 정도 불린다.
2. 곤드레 나물과 표고버섯을 씻어 적당한 크기로 자른다.
3. 불린 물은 버리고 현미를 한 번 씻는다.
4. 솥에 현미와 물을 넣은 후 곤드레 나물과 표고버섯을 현미 위에 얹어 같이 취사한다.
5. 완성된 곤드레밥을 양념장에 비벼 먹는다.

Tip
- 곤드레 대신 쑥, 달래, 냉이 같은 나물이나 콩나물, 톳을 넣어 응용 가능
- 채소에서 물이 나오니 밥물은 살짝 적게넣기

일품요리

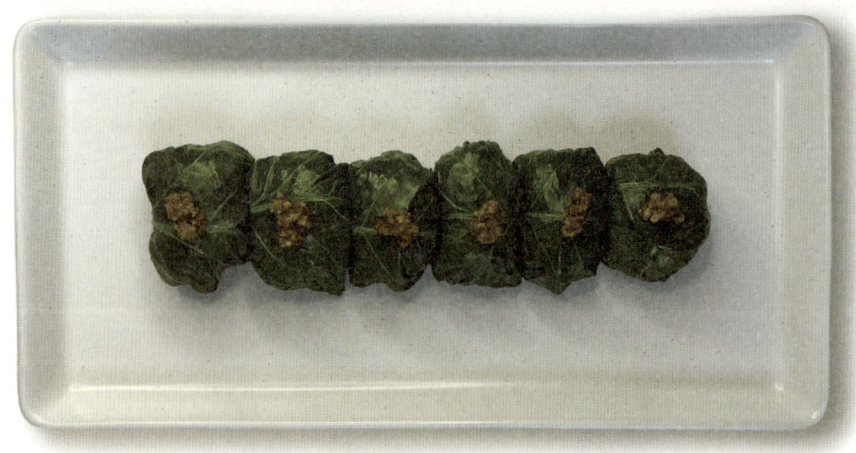

케일 쌈밥

- **재료** 케일 한 묶음, 현미밥 2컵, 굵은 소금 1큰술, 소금 1작은술, 깨소금 1작은술

- **견과 쌈장** 된장 1큰술, 현미 조청 1작은술, 다진 견과류 2큰술, 다진 파 1큰술, 깨소금 1작은술, 들기름 1큰술

1. 냄비에 물과 굵은 소금 1큰술 넣고 강한 불로 끓이다 끓으면 케일의 줄기 부분을 넣어 데친다.
2. 케일 줄기가 말랑해질 때까지 약 30초간 데치다 잎까지 다 넣고 바로 꺼내서 식혀둔다.
3. 현미밥에 소금과 깨소금을 각각 1작은술 넣고 섞어 간을 한다.
4. 된장, 현미 조청, 다진 견과류, 다진 파, 깨소금. 들기름을 섞어 견과 쌈장을 만든다.
5. 동그랗게 뭉친 밥을 줄기 쪽부터 돌돌 말아 싼 후 견과 쌈장을 올려서 마무리한다.

Tip 명이나물, 양배추, 상추, 깻잎 등 다양한 쌈 채소 사용 가능

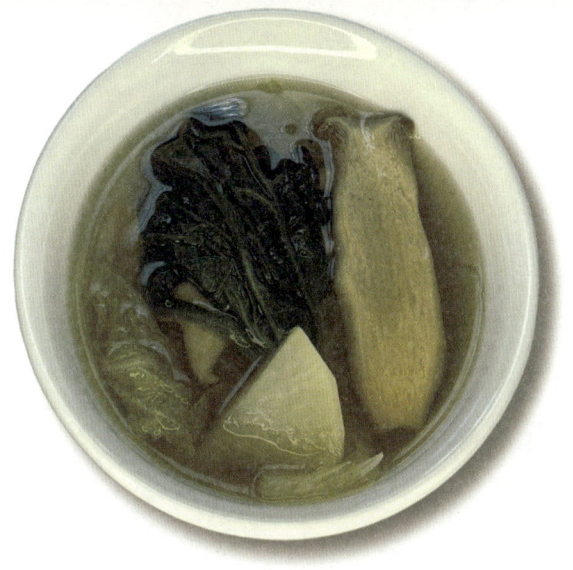

채소 샤브샤브

재료 채수 1.5L, 간장 2큰술, 소금, 배추 1컵, 청경채 1컵, 숙주 1컵, 버섯 1컵, 현미밥 1컵, 김 반 컵, 깨소금 1큰술

1. 배추, 청경채, 숙주, 버섯 등 채소를 손질한다.
2. 채수가 끓으면 중약불로 낮춰 간장과 소금으로 간을 한다.
3. 손질한 채소를 채수에 넣어 익힌 후 양념장에 찍어 먹는다.
4. 채소를 다 먹으면 채수를 한 컵 정도 남기고 현미밥과 김 가루, 깨소금을 넣는다.
5. 약한 불로 가열하면서 잘 저어 죽으로 먹는다.

Tip 양념장 레시피는 소스 파트에서 확인 가능

일품요리

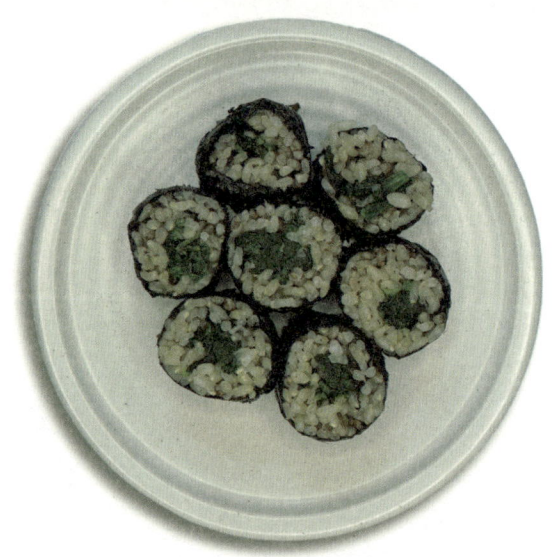

일품요리

나물 김밥

재료 나물 3컵, 현미 2컵, 김 4~5장, 소금 1작은술, 깨소금 1작은술

1. 나물을 데치거나 볶아서 김밥 속 재료를 만든다.
2. 현미밥을 지어 소금과 깨소금을 각각 1작은술 넣고 간 한다.
3. 김발을 깔고 김을 올린 후 그 위에 밥과 나물을 얹고 말아준다.
4. 김밥을 한입 크기로 썰어서 먹는다.

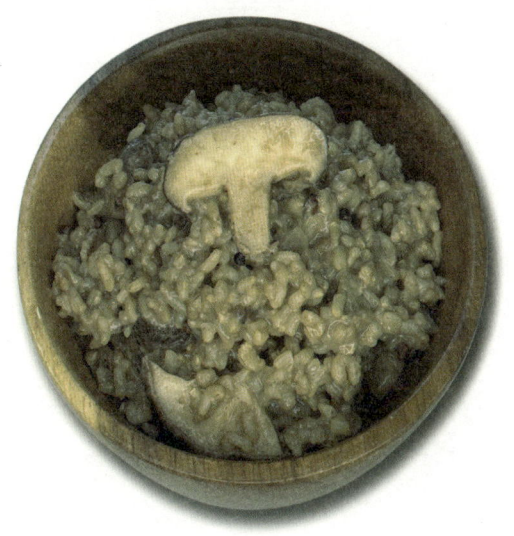

두유 버섯 리조또

재료 채수 2컵, 두유 1.5컵, 현미 2컵, 버섯 1컵, 양파 1컵, 다진 마늘 1톨, 간장 2큰술, 소금 1작은술, 식용유 약간

1. 살짝 덜 익힌 현미밥을 준비한다.
2. 예열한 웍에 식용유를 두르고 양파와 소금 한 꼬집을 넣어 볶는다.
3. 양파가 갈색빛이 돌면 다진 마늘 1톨, 버섯, 소금 1작은술을 넣고 볶는다.
4. 마늘 향이 올라오면 현미밥과 채수를 넣고 저으면서 걸쭉해질 때까지 끓인다.
5. 두유를 넣고 간장으로 간을 한 후 3~5분간 섞어 익혀 마무리한다.

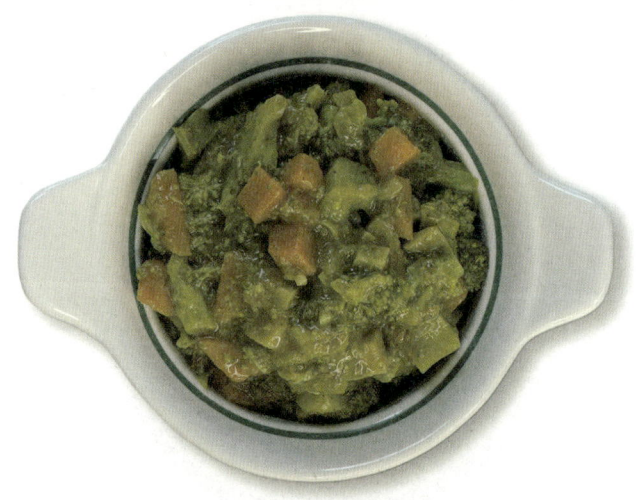

채소 카레

- **재료** 채수 1.5L, 당근 1컵, 양파 1컵, 브로콜리 1컵, 버섯 1컵, 전분 가루 1큰술, 식용유 약간

- **카레 양념** : 커리 파우더 1.5큰술, 큐민 가루 1작은술, 가람 마살라 1작은술, 강황 가루 1/4작은술, 어니언 파우더 2큰술, 소금 1큰술

1. 모든 채소를 한입 크기로 깍둑썰기한다.
2. 예열한 냄비에 식용유를 두르고 양파를 넣어 볶는다.
3. 양파가 갈색빛이 돌면 채소를 모두 넣고 채소가 잠길 만큼 채수를 붓는다.
4. 끓으면 중약불로 낮춘 후 카레 양념을 넣는다.
5. 당근이 푹 익을 때까지 마저 익히다가 마지막에 전분 가루를 물에 풀어 넣는다.

*Tip 카레 양념을 한 번에 넣으면 짤 수 있으니 조금씩 넣으며 비율 맞추기

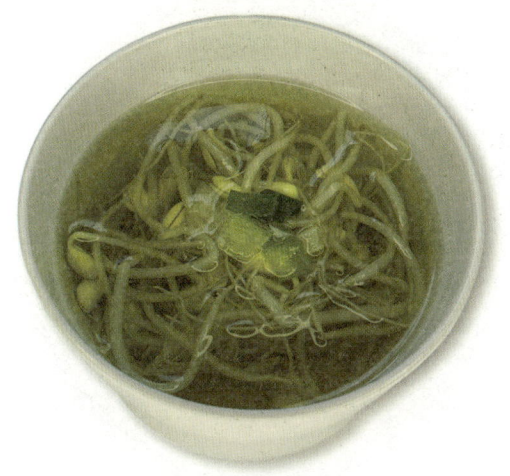

콩나물국

재료 채수 2L, 콩나물 1봉지, 간장 2큰술, 소금, 다진 마늘 1톨, 대파 2큰술

1. 콩나물을 깨끗한 물에 씻는다.
2. 냄비에 채수를 넣고 강불로 끓인다.
3. 채수가 끓으면 콩나물을 넣고 중약불로 낮춘 후 2분 정도 끓인다.
4. 간장으로 간을 한 후 다진 마늘 1톨 넣고 3분간 더 끓인다.
5. 간을 보고 싱거우면 소금으로 간을 맞춘다.
6. 마지막으로 대파를 넣어 마무리한다.

국 · 스프

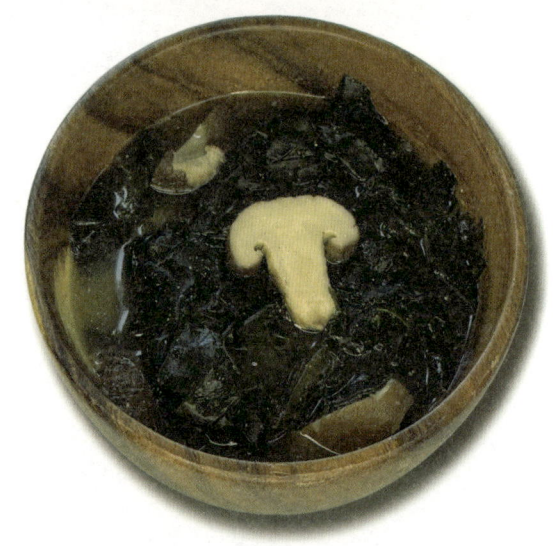

들깨 표고 미역국

✅ **재료** 채수 2L, 마른미역 2컵, 표고버섯 3송이, 간장 3큰술, 소금, 들깨 가루 2큰술

1. 건미역을 부드러워질 때까지 10~20분간 물에 불린다.
2. 불린 미역의 물기를 짜서 한입 크기로 썬다.
3. 냄비에 채수를 넣고 강불로 끓인다.
4. 채수가 끓으면 썰어 놓은 미역과 버섯을 넣고 중약불로 10분간 끓인다.
5. 간장으로 간을 한 후 모자라면 소금을 더 넣는다.
6. 3~5분간 더 끓인 후 들깨 가루를 넣어 마무리한다.

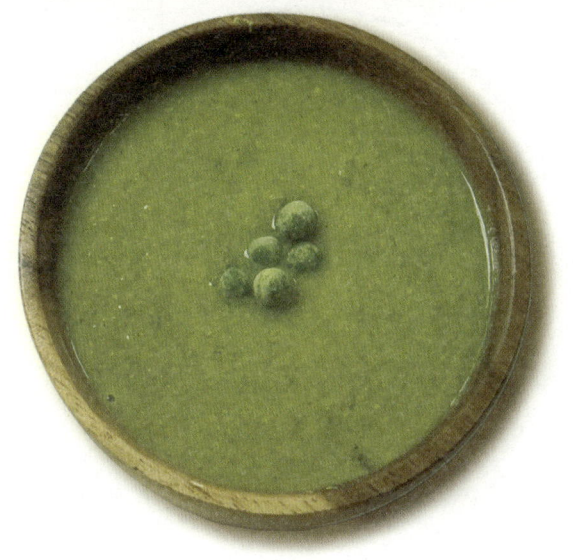

완두콩 수프

재료 채수 1L, 완두콩 3컵, 양파 1컵, 간장 2큰술, 식용유 약간, 후추 약간

1. 냄비에 식용유를 두르고 채 썬 양파와 소금 한 꼬집을 넣어 볶는다.
2. 양파가 갈색빛이 돌면 완두콩과 채수를 넣고 강불로 끓인다.
3. 끓으면 중약불로 낮추고 완두콩이 다 익으면 블렌더로 부드럽게 갈아준다.
4. 내용물을 다시 냄비에 넣고 간장으로 간을 한 후 3~5분간 저어주며 익힌다.
5. 불에서 내린 후 후추를 뿌려 먹는다.

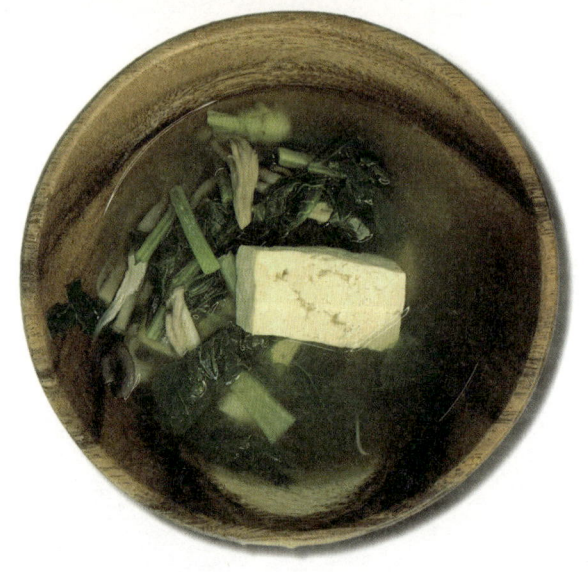

아욱 된장국

재료 채수 2L, 아욱 2컵, 느타리버섯 2컵, 두부 1컵, 된장 2큰술, 대파 1큰술

국·스프

1. 아욱과 느타리버섯, 두부를 한입 크기로 썰어서 준비한다.
2. 냄비에 채수를 넣고 강불에 올려 끓인다.
3. 채수가 끓으면 중약불로 낮춘 후 느타리버섯과 두부를 넣는다.
4. 된장을 잘 풀어 넣고 3분간 더 끓인다.
5. 아욱과 파를 넣어 1분 정도 더 끓이고 마무리한다.

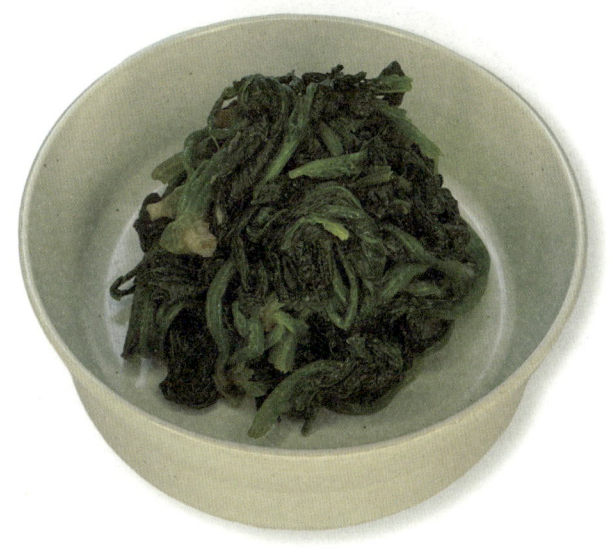

시금치 나물

재료 시금치 한 단, 간장 1큰술, 깨소금 1작은술

1. 시금치의 뿌리 부분 위주로 깨끗하게 씻는다.
2. 끓는 물에 시금치 뿌리부터 넣고 30초간 데친다.
3. 줄기 부분이 말랑해지면 꺼내어 펼쳐 식힌다.
4. 시금치의 물기를 꼭 짠 후 한입 크기로 썬다.
5. 간장 1큰술과 깨소금 1작은술을 넣고 조물조물 무친다.

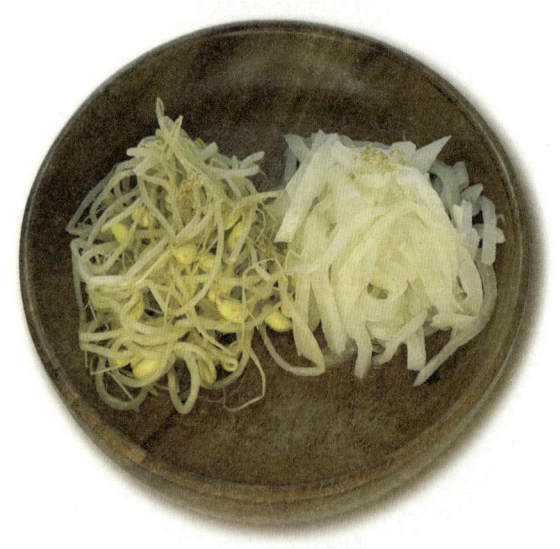

무콩나물

✅ **재료** 채수 1컵, 콩나물 2컵, 무 1컵, 소금 1큰술, 깨소금 1큰술, 들기름 1작은술, 식용유 약간

1. 예열한 웍에 식용유를 두르고 채 썬 무를 넣어 볶는다.
2. 채수를 자작하게 붓고 뚜껑을 덮은 후 5분간 익힌다.
3. 무가 살짝 투명해지면 콩나물을 넣고 소금 1큰술을 조금씩 골고루 뿌린다.
4. 채수를 둘러 넣고 간이 잘 배도록 뒤적거린 후 뚜껑을 닫아 5~6분간 더 익힌다.
5. 마지막으로 깨소금과 들기름을 뿌리고 잘 섞어준다.

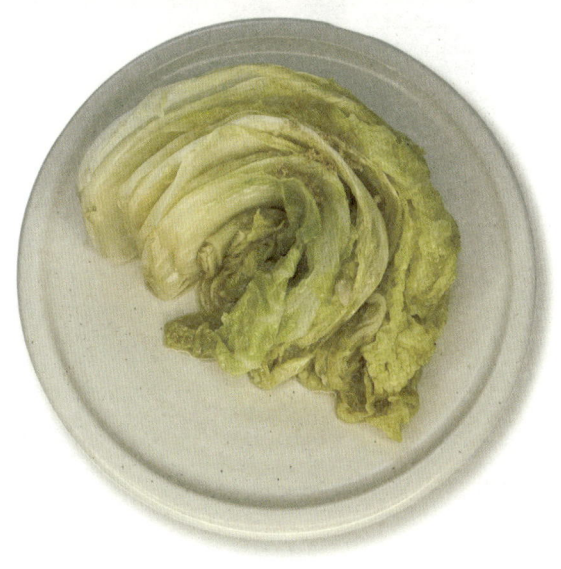

알배추찜

재료 알 배추 2컵, 간장 1큰술, 다진 마늘 1톨, 깨소금 1작은술, 식용유 약간

1. 예열한 냄비에 식용유를 두르고 알 배추를 넣는다.
2. 다진 마늘과 간장, 물 조금 넣고 뒤적거린다.
3. 뚜껑을 덮고 배추의 숨이 죽을 때까지 3~5분간 중약불로 익힌다.
4. 깨소금을 뿌려 마무리한다.

반찬

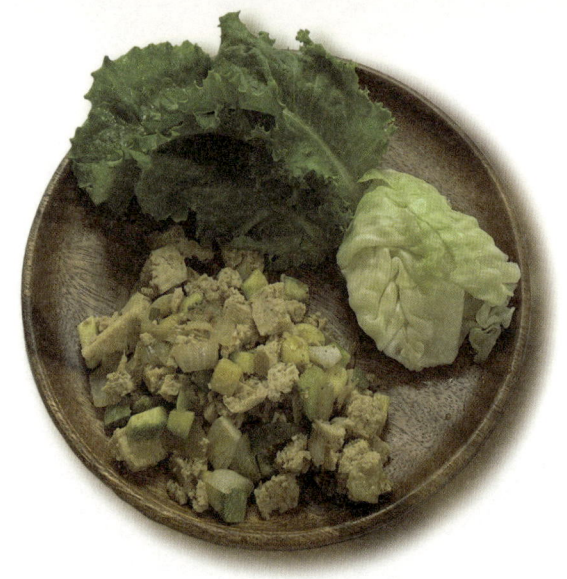

두부 들깨 강된장

재료 두부 반 모, 양파 반 컵, 버섯 반 컵, 애호박 반 컵, 마늘 1톨, 된장 1큰술, 들깨 가루 1큰술, 파 1큰술, 식용유 약간

1. 마늘, 양파, 애호박, 버섯을 잘게 다진다.
2. 예열한 팬에 식용유를 두른 후 잘라둔 채소를 볶는다.
3. 양파가 투명해지면 된장 1큰술을 넣어 볶는다.
4. 두부와 파, 물 조금 넣어 으깨면서 볶는다.
5. 자작해질 때까지 뭉근하게 끓이다가 간을 보고 싱거우면 된장을 더 넣는다.
6. 들깨 가루를 뿌려 마무리한다.

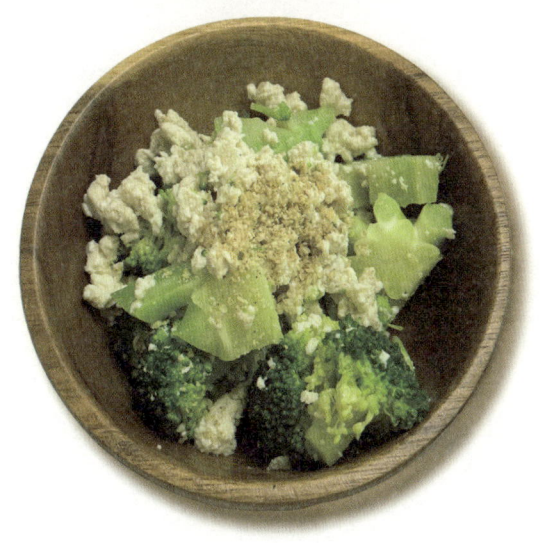

두부 브로콜리 무침

재료 두부 반 모, 브로콜리 2컵, 간장 1큰술, 소금, 깨소금 1큰술

1. 두부를 끓는 물에 5분간 데치고 체에 밭쳐 둔다.
2. 브로콜리는 거꾸로 뒤집어 15분간 물에 담근다.
3. 브로콜리 꽃봉오리 부분을 잘라 물에 넣고 5분간 더 놔둔다.
4. 브로콜리를 한입 크기로 썰어 끓는 물에 1분간 데친다.
5. 믹싱볼에 두부를 넣어 으깬 후 브로콜리, 간장, 깨소금을 넣고 버무려준다.

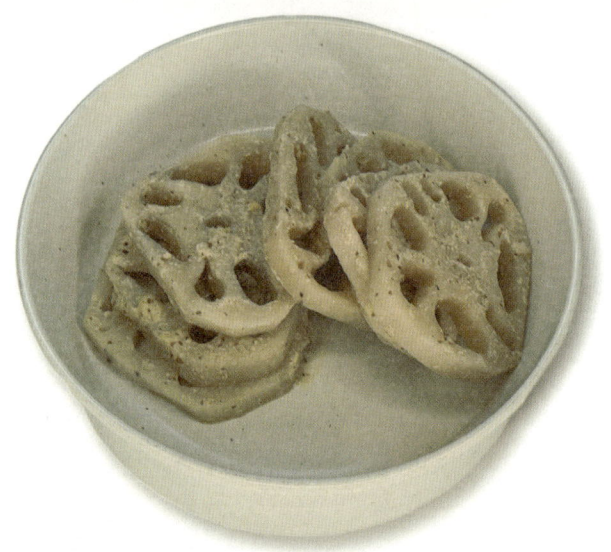

연근 조림

☑ **재료** 연근 3컵, 간장 2큰술, 현미 조청 1큰술, 들깨 가루 1큰술

1. 연근을 깨끗하게 씻은 후 0.5cm 두께로 썬다.
2. 웍에 연근이 잠길 정도로 물을 붓고 15~20분간 삶는다.
3. 삶은 물은 5~6큰술만 남기고 간장과 현미 조청을 넣어 중약불에 졸인다.
4. 국물이 거의 다 졸아들면 들깨 가루를 넣어 마무리한다.

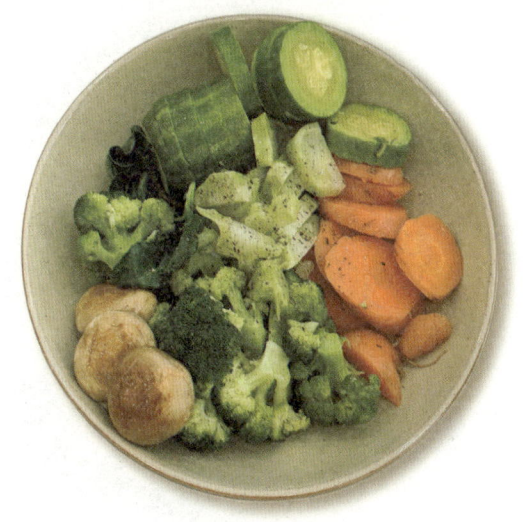

채소찜

- **재료** 당근, 브로콜리, 고구마, 단호박, 양배추, 비트, 연근 등 제철 채소

- **드레싱** 엑스트라 버진 올리브유 2큰술, 발사믹 식초 혹은 레몬즙 1큰술, 소금 반 작은술, 허브 파우더 약간

1. 채소를 손질하여 한입 크기로 자른다.
2. 찜기에 물이 끓으면 단호박이나 당근, 연근 등 단단한 채소부터 올린다.
3. 뚜껑을 닫고 중약불로 5분 정도 익힌다.
4. 브로콜리와 양배추 등 부드러운 채소는 가장 마지막에 넣고 2~3분간 익힌다.
5. 젓가락으로 가장 단단한 채소를 찔러서 부드럽게 들어가면 불을 끈다.
6. 접시에 담아 드레싱을 뿌려 마무리한다.

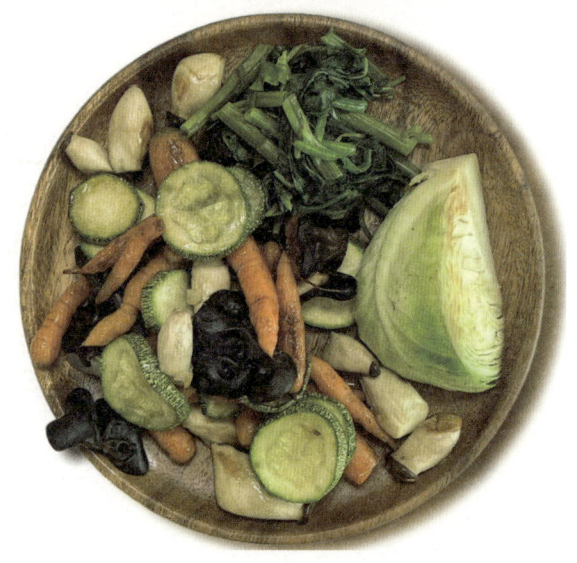

채소 구이

재료 당근, 돼지감자, 연근, 애호박, 고구마, 단호박, 버섯 등 제철 채소, 후추

마리네이드액 엑스트라 버진 올리브유 3큰술, 소금 1작은술, 허브 파우더 1작은술, 커리 파우더 1작은술

1. 채소를 먹기 좋은 크기로 자른다.
2. 믹싱볼에 마리네이드액을 만든 후 채소를 넣어 버무린다.
3. 채소를 가지런히 펼쳐서 180도 예열된 오븐에 15~20분간 굽는다.
4. 가장 단단한 채소를 찔러서 부드럽게 들어가면 오븐에서 꺼낸다.
5. 후추를 뿌려 마무리한다.

Tip 오븐이 없다면 에어프라이어나 팬에 구워도 무방

만능 양념장

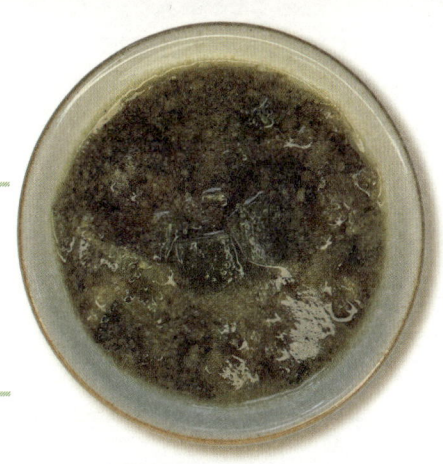

- **재료**: 간장 3큰술, 깨소금 1큰술, 파 1큰술, 다진 마늘 반 큰술, 현미 조청 1작은술, 참기름 1작은술

1. 모든 재료를 잘 섞어준다.

참깨 소스

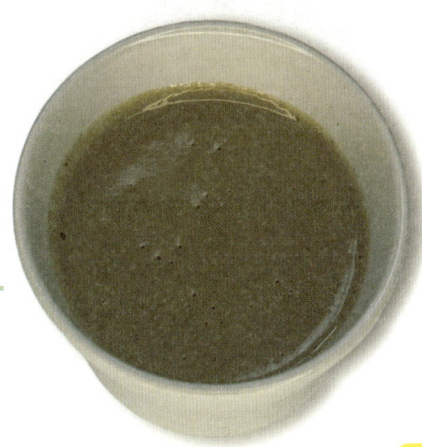

- **재료**: 참깨 4큰술, 간장 1큰술, 현미 조청 1큰술, 레몬즙 1작은 술

1. 블렌더에 모든 재료를 넣고 갈아준다.

소스

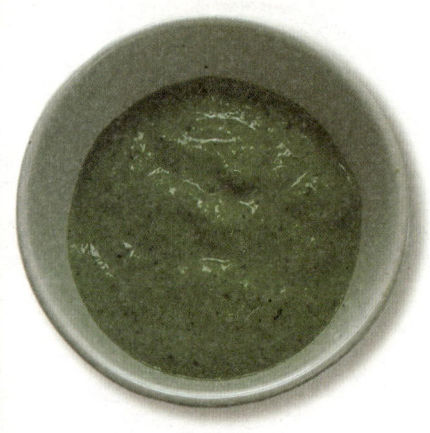

만능 페스토 소스

재료 생나물 혹은 생채소 2컵, 볶은 견과류 반 컵, 엑스트라 버진 올리브유 3큰술, 레몬즙 1큰술, 다진 마늘 1작은술, 소금 1/8작은술

1. 블렌더에 모든 재료를 넣고 갈아준다.

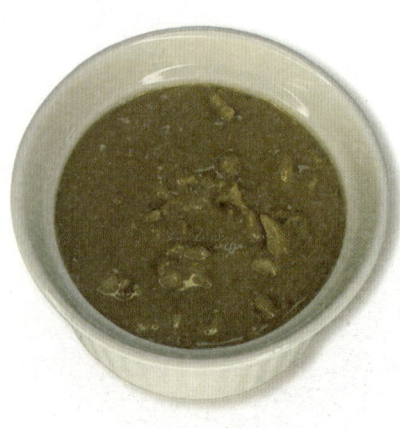

땅콩 버터

재료 국산 땅콩 2컵, 소금 한 꼬집

1. 팬이나 에어프라이어, 오븐을 이용하여 땅콩을 굽는다.
2. 볶은 땅콩과 소금을 블렌더에 넣고 갈아준다.

블루베리 바나나 스무디

✅ **재료** 블루베리 반 컵, 바나나 1개, 두유 혹은 물 1컵

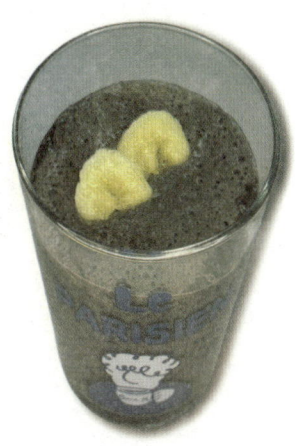

1. 모든 재료를 블렌더에 넣고 갈아준다.

바나나 초코 아이스크림

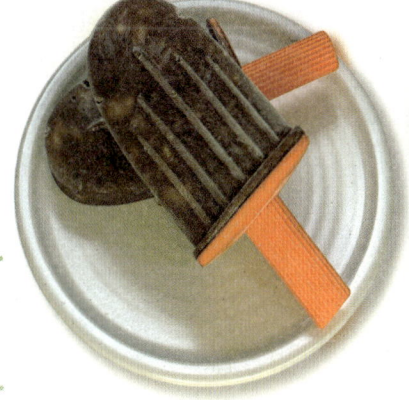

✅ **재료** 바나나 1개, 카카오 파우더 1큰술, 두유 1컵, 소금 한 꼬집

1. 블렌더에 바나나, 카카오 파우더, 두유, 소금 한 꼬집을 넣고 갈아준다.
2. 아이스크림 틀에 붓고 냉동실에 넣어 얼린다.

간식

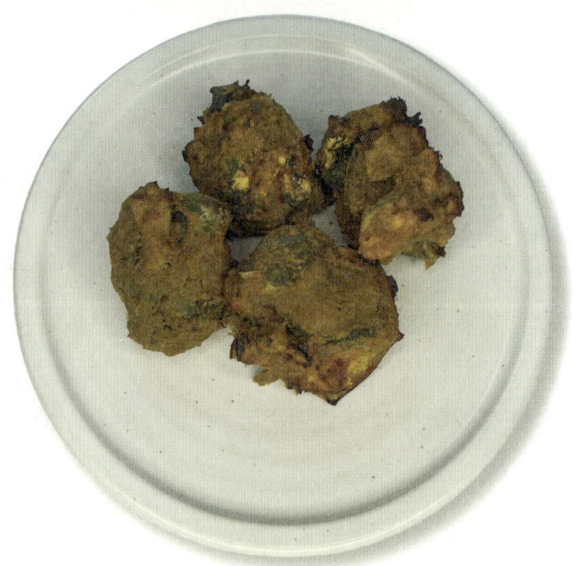

단호박 쿠키

재료 단호박 2컵, 시나몬 1큰술, 현미 조청 1큰술, 두유, 현미 혹은 귀리 가루

1. 삶은 단호박의 속을 파내 씨를 뺀 후 시나몬과 현미 조청을 넣어 으깬다.
2. 두유를 부어 반죽 농도를 맞춘다.
3. 반죽이 너무 질면 현미나 귀리 가루를 뿌려 되직하게 만든다.
4. 반죽을 동글 납작하게 빚은 후 180도 예열된 오븐이나 에어프라이어에 10~15분간 굽는다.

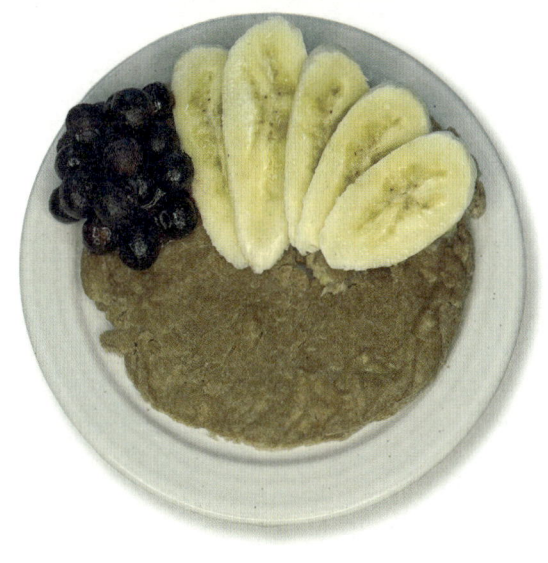

두유 오트밀 팬케이크

재료 귀리 가루 1컵, 두유 1컵, 바나나 2개, 블루베리 반 컵, 메이플 시럽 1큰술, 식용유 약간

1. 귀리 가루와 두유, 바나나 1개를 믹서에 넣어 갈아준다.
2. 예열한 팬에 식용유를 두르고 반죽을 동그랗게 올려 약한 불에 굽는다.
3. 반죽에 기포가 올라오면 뒤집는다.
4. 바나나, 블루베리를 올리고 메이플 시럽을 뿌려 먹는다.

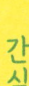
간식

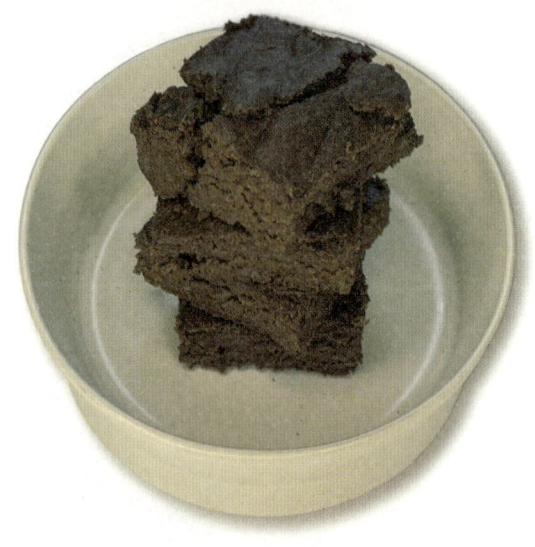

비건 브라우니

재료 현미 혹은 귀리 가루 2컵, 카카오 파우더 1컵, 베이킹파우더 반 작은술, 소금 반 작은술, 두유 1컵, 코코넛유 1/3컵, 올리고당 2큰술

1. 믹싱볼 하나에 현미 혹은 귀리 가루, 카카오 파우더, 베이킹파우더, 소금을 넣고 섞는다.
2. 다른 믹싱볼엔 두유와 코코넛유, 올리고당을 넣고 잘 섞어준다.
3. 젖은 재료를 마른 재료에 붓고 주걱으로 잘 섞어 반죽한다.
4. 오븐이나 에어프라이어에 유산지를 깔고 반죽을 부은 후 180도에서 15~20분간 굽는다.